农家乐卫生规范 88 问

孙 亮 编著

U0390457

浙江工商大学出版社

图书在版编目(CIP)数据

农家乐卫生规范 88 问 / 孙亮编著. —杭州:浙江
工商大学出版社,2011.9
(农家乐经营宝典系列)
ISBN 978-7-81140-391-6

Ⅰ.①农… Ⅱ.①孙… Ⅲ.①农村卫生:旅游卫生—
规范—中国—问题解答 Ⅳ.①R127-65 ②R128-65

中国版本图书馆 CIP 数据核(2011)第 188548 号

农家乐卫生规范 88 问

孙 亮 编著

责任编辑	任晓燕	
责任校对	周敏燕	
封面设计	刘 韵	
责任印制	汪 俊	
出版发行	浙江工商大学出版社	
	(杭州市教工路 198 号 邮政编码 310012)	
	(E-mail:zjgsupress@163.com)	
	(网址:http://www.zjgsupress.com)	
	电话:0571-88904980,88831806(传真)	
排 版	杭州朝曦图文设计有限公司	
印 刷	杭州杭新印务有限公司	
开 本	787mm×960mm 1/32	
印 张	7	
字 数	103 千字	
版 印 次	2011 年 9 月第 1 版 2012 年 5 月第 2 次印刷	
书 号	ISBN 978-7-81140-391-6	
定 价	13.00 元	

前　　言

　　这是一本指导农家乐业主如何保证餐饮食品安全卫生及旅店卫生质量，预防食物中毒等疾病的科普读本。

　　本书分为十三个项目，项目一至项目十一围绕如何保证农家乐餐饮食品安全这一中心问题，根据食品安全法律、法规及餐饮管理的规范性文件要求，结合卫生部制定和颁布的《餐饮业和集体用餐配送单位卫生规范》以及国内外餐饮食品安全管理知识，介绍了农家乐餐饮业从采购、储存、加工到供应各环节中的食品安全卫生标准操作程序。另外，还介绍农家乐餐饮业如何申领餐饮服务许可证以及如何建立自身长效食品安全卫生管理体系的方法。项目十二介绍了常见的各类食源性疾病的发生原因及食品安全关键控制点，为农家乐餐饮业如何有效预防食源性疾病的暴发提供了方法。本书的最后一个部分介绍了农家乐旅店卫生许可证申领条件及方法,公共设施卫生要求、公用物品清洗消毒方法及旅店日常卫生管理要求等方面内容。

本书最大的特点首先是具有通俗性,从案例入手,以问答的方式,同时插入了一些现场卫生管理的实物图片,使所阐述的内容简明易懂,提高了读者的阅读兴趣。其次是具有广泛性和实用性,本书既有大、中型农家乐餐饮单位使用的食品安全卫生操作方法,也有小型农家乐饮食店及小旅店的卫生操作要求;这本书既可作为农家乐餐饮及旅店服务的卫生操作手册,适用于各类农家乐餐饮及旅店经营管理者及从业人员学习食品安全卫生、公共场所卫生知识,又可作为农家乐食品安全监督管理人员的入门参考书。

本书参考引用了国内外有关餐饮食品安全及公共场所卫生管理相关资料中的观点和图表,对此深表谢意。由于作者知识水平所限,在编写过程中若有不当之处,敬请读者批评、指正。

孙 亮

2011 年 8 月

目　　录

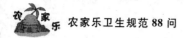

项目一
食品安全法律基础知识

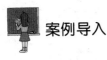 **案例导入**

忽视食品安全将承担巨额的经济赔偿

2006年6月,北京某酒楼因出售凉拌福寿螺菜而导致食用者患广州管圆线虫病达160例。该病是由于厨师加工不当,未彻底加热,没有杀灭螺肉中存在的广州管圆线虫,造成这起广州管圆线虫病暴发。8月23日,该酒楼为福寿螺事件公开向消费者道歉,并表示将承担相应责任,尽全力做好一切善后工作。9月29日,该酒楼公布了关于食用福寿螺致病患者的具体赔偿方案,其中包括对住院患者的前期治疗费用、误工费、护理费、营

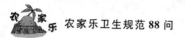

养费、交通费、住院伙食补助费、精神损害费及后续治疗费用八个方面的具体赔偿措施,并规定了具体的赔付期限。事后还是有多名消费者因不满酒店的赔偿方案,在身体康复后采取法律手段向肇事酒楼索赔。最终经历了一年多的诉讼,该酒楼共赔偿患者近千万元。另外,北京市卫生局依据《中华人民共和国食品卫生法》和《中华人民共和国行政处罚法》的相关规定,依法对该酒店造成广州管圆线虫病的违法行为作出了行政处罚决定,罚没款共计 41 万余元。

 案例启示

因饭店在食品加工过程中未按卫生规范操作,导致重大食源性疾病暴发,饭店应承担巨额的经济赔偿。

❖ 1. 重视农家乐食品安全卫生是小题大做吗?

(1)食品安全卫生对农家乐经济的影响很大。如果顾客食用了农家乐供应的不卫生的食物而发病,经营者在承担法律责任的同时还将承担巨大的经济损失。因为发生食物中毒,会导致饭店被迫停业甚至卷入民事或刑事诉讼。电视、广播或报纸等媒体可能将食物中毒事件公布于众,饭店将由此失去消费者的信任。农家乐要保持一个好名声很难,要毁掉一个好名声却非常容易。一起严重的食物中毒事件通过媒体被传播到全国甚至全世界,整个农家乐经济甚至国家的声誉都会造成巨大损失。

(2)食品安全卫生对消费者服务的影响很大。农家乐餐饮服务行业只有为社会提供优质、卫生、安全的服务才能获得经济效益。许多人来农家乐进餐,就是因为他们相信饭店能够提供卫生的食物;否则,他们很难被吸引到农家乐来。

一个洁净的工作环境有助于促进食品加工人员养成一种良好的规范化行为。如果餐厅的工作环境清洁和舒适,职工会更爱惜这个环境,并愿意多工作一些时间。一个卫生和清洁的环境将有利于农家乐的良性发展,经营者不但能获得良好的经济效益,同时还会提高在社会上的声誉,使企业发展更快、更好,更受消费者欢迎。

◈ 2. 违法农家乐经营者将承担哪些法律责任?

合法的农家乐食品经营活动受到法律保护,

违法的则将受到法律制裁。根据《中华人民共和国食品安全法》(以下简称《食品安全法》)以及其他有关法律的规定,对违法的食品经营者,视其违法行为的事实、性质、情节以及社会危害程度,追究以下法律责任。

(1)行政法律责任。根据《食品安全法》相关条款的规定,食品安全监管部门对违反《食品安全法》的规定而生产经营食品的行为,视违法行为的事实、性质、情节及社会危害程度,可以给予:警告,没收违法所得,没收违法生产经营的食品、食品添加剂,没收用于违法生产经营的工具、设备、原料等物品,罚款,责令停产停业,吊销许可证。其中对可计算货值金额的罚款规定为:货值金额不足1万元,罚款2千元至5万元;货值金额1万元以上,罚款为货值金额的2—10倍。不可计算货值金额的罚款规定为:罚款2千元至10万元。另外,根据《食品安全法》第九十二条的规定:被吊销食品生产、流通或者餐饮服务许可证的单位,其直接负责的主管人员自处罚决定做出之日起五年内不得从事食品生产经营管理工作。食品生产经营者聘用不得从事食品生产经营管理工作的人员从事管理工作的,由原发证部门吊销许可证。

（2）民事法律责任。根据《食品安全法》第九十六条的规定，因违反《食品安全法》，造成人身、财产或者其他损害的，依法承担赔偿责任。生产不符合食品安全标准的食品或者销售明知是不符合食品安全标准的食品，消费者除要求赔偿损失外，还可以向生产者或者销售者要求支付数额为价款10倍的赔偿金。

（3）刑事法律责任。根据《食品安全法》第九十八条的规定，因违反《食品安全法》，构成犯罪的，依法追究刑事责任。

❖ 3. 为什么农家乐要依法办理餐饮服务许可证？

因食品生产经营活动直接关系人体健康，为保障公众身体健康和生命安全，国家对食品生产经营实行许可制度。《食品安全法》第二十九条规定：从事食品生产、食品流通、餐饮服务，应当依法取得食品生产许可、食品流通许可、餐饮服务许可。同时，法律还规定了无证经营将要承担的法律责任。《食品安全法》第八十四条规定：未经许可从事食品生产经营活动，或者未经许可生产食品添加剂的，由有关主管部门按照各自职责分工，没收违法所得，违法生产经营的食品、食品添加剂

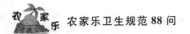

和用于违法生产经营的工具、设备、原料等物品。违法生产经营的食品、食品添加剂货值金额不足 1 万元的,并处 2 千元以上 5 万元以下罚款;货值金额 1 万元以上的,并处货值金额 5 倍以上 10 倍以下罚款。

经营农家乐属于餐饮服务范畴,农家乐业主必须取得食品药品监督管理局核发的餐饮服务许可证及工商行政管理部门核发的营业执照方可经营农家乐饮食店。

✤ 4. 农家乐必须符合哪些基本的食品安全要求?

《食品安全法》第二十七条规定:食品生产经营应当符合食品安全标准,并符合下列要求。

(1)具有与生产经营的食品品种、数量相适应的食品原料处理和食品加工、包装、贮存等场所,保持该场所环境整洁,并与有毒、有害场所以及其他污染源保持规定的距离。

(2)具有与生产经营的食品品种、数量相适应的生产经营设备或者设施,有相应的消毒、更衣、盥洗、采光、照明、通风、防腐、防尘、防蝇、防鼠、防虫、洗涤以及处理废水、存放垃圾和废弃物的设备或者设施。

（3）有食品安全专业技术人员、管理人员和保证食品安全的规章制度。

（4）具有合理的设备布局和工艺流程，防止待加工食品与直接入口食品、原料与成品交叉污染，避免食品接触有毒物、不洁物。

（5）餐具、饮具和盛放直接入口食品的容器，使用前应当洗净、消毒，炊具、用具用后应当洗净，保持清洁。

（6）贮存、运输和装卸食品的容器、工具和设备应当安全、无害，保持清洁，防止食品污染，并符合保证食品安全所需的温度等特殊要求，不得将食品与有毒、有害物品一同运输。

（7）直接入口的食品应当有小包装或者使用无毒、清洁的包装材料、餐具。

（8）食品生产经营人员应当保持个人卫生，生产经营食品时，应当将手洗净，穿戴清洁的工作衣、帽；销售无包装的直接入口食品时，应当使用无毒、清洁的售货工具。

（9）用水应当符合国家规定的生活饮用水卫生标准。

（10）使用的洗涤剂、消毒剂应当对人体安全、无害。

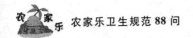

(11)法律、法规规定的其他要求。

◈ **5. 法律规定禁止生产经营的食品有哪些?**

《食品安全法》第二十八条规定:禁止生产经营下列食品。

(1)用非食品原料生产的食品或者添加食品添加剂以外的化学物质和其他可能危害人体健康的物质,或者用回收食品作为原料生产的食品。

(2)致病性微生物、农药残留、兽药残留、重金属、污染物质以及其他危害人体健康的物质含量超过食品安全标准限量的食品。

(3)营养成分不符合食品安全标准的专供婴幼儿和其他特定人群的主辅食品。

(4)腐败变质、油脂酸败、霉变生虫、污秽不洁、混有异物、掺假掺杂或者感官性状异常的食品。

(5)病死、毒死或者死因不明的禽、畜、兽、水产动物肉类及其制品。

(6)未经动物卫生监督机构检疫或者检疫不合格的肉类,或者未经检验或者检验不合格的肉类制品。

(7)被包装材料、容器、运输工具等污染的食品。

（8）超过保质期的食品。

（9）无标签的预包装食品。

（10）国家为防病等特殊需要明令禁止生产经营的食品。

（11）其他不符合食品安全标准或者要求的食品。

项目二
农家乐餐饮店开业必备的卫生条件

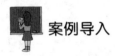 **案例导入**

餐饮店不具备开业条件极易引发食物中毒

　　某地卫生部门接到消费者投诉,称三户人家共9人结伴到该地某观光农业基地自驾游,中午在李某经营的农家饭店用餐,6小时后先后共有4人出现腹痛、腹泻症状,每户人家均有发病者,三户人家共同食用的仅为午餐。经卫生部门调查,李某所在的村庄因观光农业发展很快,游客增多,为开发多种经营,李某在未取得工商营业执照及餐饮服务许可证等证件的情况下,在自家开办了小饭店,饭店的厨房就是家庭用的厨房,房间总面积只有 7 平方米。饭店供应的菜肴品种繁多,不仅供应现烧热菜,还加工制作冷荤凉菜。厨房存在生熟食品交叉污染严重的情况。因无凉菜间,李某在洗涤池旁边的原料切配台面上,将已切配装盘的卤鸭与生猪肚等食品原料叠放在一起,制作凉菜用的工具、容器及餐饮具也均未消毒。卫生人员采集了剩余的卤鸭样品、刀板上的涂抹样品及发病人员的排泄物,结果均检出了致病性大肠埃希氏菌。经调查确认:由于该饭店食品的加工场所、存放场所、容器及食品用工具均存在生熟不分、交叉污染的情况,致使发病者食用了被致病性大肠埃希氏菌污染的卤鸭而引起食物中毒。

案例启示

厨房面积小不具备开办饮食店的条件,尤其不具备加工、供应冷荤凉菜的条件。在这样的环境中加工、供应饭菜是极易引发食物中毒的。

❖ 6. 如何申办餐饮服务许可证?

行政机关办理许可证是依申请的行政行为,农家乐业主必须主动向当地食品药品监督管理局提出书面申请,并提交相关符合农家乐开业基本条件的证明,食品药品监督管理局受理申请后,审核申请人提交的相关资料,并对农家乐餐饮服务经营场所进行现场核查,据申请材料和现场核查的情况,对符合条件的,发放餐饮许可证;对不符合条件的,农家乐业主应根据监督管理部门提出的审查意见,进行整改。

(1)申请基本条件。

①具有与制作供应的食品品种、数量相适应的食品原料处理和食品加工、贮存等场所,保持该场所环境整洁,并与有毒、有害场所以及其他污染源保持规定的距离。

②具有与制作供应的食品品种、数量相适应的经营设备或者设施,有相应的消毒、更衣、洗手、采光、照明、通风、冷冻冷藏、防尘、防蝇、防鼠、防虫、洗涤以及处理废水、存放垃圾和废弃物的设备或者设施。

③具有经食品安全培训、符合相关条件的食品安全管理人员,以及与本单位实际相适应的保证食品安全的规章制度。

④具有合理的布局和加工流程,防止待加工食品与直接入口食品、原料与成品交叉污染,避免

食品接触有毒物、不洁物。

⑤符合国家食品药品监督管理局或者省、自治区、直辖市食品药品监督管理部门规定的其他条件。

⑥具体要求可参照《浙江省农家乐餐饮许可条件》。

（2）申请《餐饮服务许可证》应当提交以下材料。

①《餐饮服务许可证》申请书。

②名称预先核准证明（已从事其他经营的可提供营业执照复印件）。

③餐饮服务经营场所和设备布局、加工流程、卫生设施等示意图。

④法定代表人（负责人或者业主）的身份证明（复印件）。

⑤具有业主或业主聘用的专兼职食品安全管理员经食品安全培训、掌握餐饮服务食品安全卫生相关知识的材料。

⑥保证食品安全的规章制度，小型农家乐可参照《小型农家乐食品安全管理制度（推荐）》（见附录一），大、中型农家乐可参照《农家乐食品安全卫生管理制度（推荐）》（见附录二）。

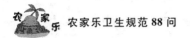

⑦国家食品药品监督管理局或者省、自治区、直辖市食品药品监督管理部门规定的其他材料。

◇ 7. 国家对餐饮服务许可证管理有何规定?

(1)办理许可证变更手续。如农家乐的名称、法定代表人(负责人或者业主)或者地址门牌号发生改变(实际经营场所未改变),应当向原发证部门提出办理《餐饮服务许可证》记载内容变更申请,并提供乡(镇、街道)等有关部门出具的有关核准证明。

农家乐餐饮供应的类别必须是《餐饮服务许可证》上标注的许可类别、备注项目,如要增加项目,必须及时办理变更手续,否则属违法行为。如在当初申领卫生许可证时,未申请加工凉菜,且许可证上加注"不含凉菜",那么农家乐业主就不能给顾客加工、供应凉菜;如要供应凉菜必须符合供应凉菜的卫生条件,如有凉菜间、消毒设施等,并向发证机关申请变更手续,经监管部门许可并在许可证上加注了"含凉菜"后方可供应。

农家乐业主需要更改加工布局流程及主要卫生设施的,应当向原发证部门申请办理《餐饮服务许可证》变更手续,经原发证部门审核同意申请变更内容后方可更改。如为增加营业面积,擅自将仓库或凉菜间改为包厢,餐具消毒柜损坏后未更新而导致餐具不消毒等,均属违法行为。

(2)办理许可证延续手续。《餐饮服务许可证》有效期为 3 年。临时从事餐饮服务活动的,《餐饮服务许可证》有效期不超过 6 个月。农家乐业主在《餐饮服务许可证》有效期届满后仍需继续从事农家乐经营的,应当在《餐饮服务许可证》有效期届满 30 日前向原发证部门书面提出延续申请。申请延续《餐饮服务许可证》应当提供以下材料。

①《餐饮服务许可证》延续申请书。

②原《餐饮服务许可证》复印件。

③原《餐饮服务许可证》的经营场所、布局流程、卫生设施等内容有变化或者无变化的说明材料。

④省、自治区、直辖市食品药品监督管理部门规定的其他材料。

原发证部门受理《餐饮服务许可证》延续申请后,将重点对原许可的经营场所、布局流程、卫生设施等是否有变化,以及是否符合农家乐餐饮许可条件的规定进行审核。准予延续的,颁发新的

《餐饮服务许可证》。

（3）办理许可证补发手续。农家乐业主遗失《餐饮服务许可证》的，应当于遗失后 60 日内公开声明《餐饮服务许可证》遗失，向原发证部门申请补发。《餐饮服务许可证》毁损的，凭毁损的原证向原发证部门申请补发。

（4）同一农家乐业主在不同地点或者场所从事餐饮服务活动的，应当分别办理《餐饮服务许可证》。餐饮服务经营地点或者场所改变的，应当重新申请办理《餐饮服务许可证》。

（5）农家乐业主取得的《餐饮服务许可证》，不得转让、涂改、出借、倒卖、出租。农家乐业主应当按照许可范围依法经营，并在就餐场所醒目位置悬挂或者摆放《餐饮服务许可证》。

（6）法律责任。

①申请人隐瞒有关情况或者提供虚假材料的，食品药品监督管理部门发现后不予受理或者不予许可，并给予警告；该申请人在 1 年内不得再次申请餐饮服务许可。

②申请人以欺骗、贿赂等不正当手段取得《餐饮服务许可证》的，食品药品监督管理部门应当予以撤销；该申请人在 3 年内不得再次申请餐饮服

务许可。

③申请人被吊销《餐饮服务许可证》的,其直接负责的主管人员自处罚决定做出之日起 5 年内不得从事餐饮服务管理工作。餐饮服务提供者违反《食品安全法》规定,聘用不得从事餐饮服务管理工作的人员从事管理工作的,由原发证部门吊销许可证。

④食品药品监督管理部门发现已取得《餐饮服务许可证》的农家乐不符合农家乐餐饮经营要求的,应当责令立即纠正,并依法予以处理;不再符合农家乐餐饮服务许可条件的,应当依法撤销《餐饮服务许可证》。

✧ 8. 农家乐选址及布局有哪些卫生要求?

(1)农家乐餐饮单位选址。首先,为防止环境污染食品,农家乐餐饮经营场所应选择在环境整洁、卫生的场所,建筑物四周应当不存在鼠类、苍蝇、昆虫的滋生地。距离粪坑、污水池、垃圾场(站)、旱厕等污染源 25 米以上,并远离粉尘、有害气体、放射性物质和其他扩散性污染源。其次,应选择有给、排水条件和电力供应的区域,尤其重要的是经营场所必须有充足的水源,水质应符合 GB 5749《生活饮用水卫生标准》的规定。最后,还应符合乡镇、村规划,环保和消防的有关要求。

(2)加工经营场所布局。良好规划的场所和合理的布局对农家乐餐饮加工的顺利经营十分重要。场所合理的规划和布局一是可以减少食品污染的危险性,二是可以提高厨师的安全性,三是可以节省劳动力和人员成本,四是可以提高顾客的满意度。因此,场所的规划布局越好,达到食品安全和获利的目的就越容易。设计布局食品操作间时必须考虑到工作流程和功能分区,以及如何利用自然光采光、通风、疏通上下水等。

①房屋的面积。厨房的大小应当与食品加工量相适应,因为加工量越大,污染的机会就越多,因而,理想的加工区面积与加工量的比例应当是:在满足最大加工量时,加工的场地、设施仍能适应设施的使用,具有足够的冷藏场所和存放场所以及留有加工人员操作活动的余地。为防止餐饮加工过程中交叉污染,对供应量最小的农家乐,厨房(切配烹饪、餐用具清洗消毒场所)面积必须达到 8 平方米。厨房包括原料初加工和洗涤间在内,至少占餐厅面积的一半。不同规模的餐饮单位加工

区面积要求可参照《各类餐饮业场所布局要求（推荐）》（见附录三）。

②房屋的布局。操作流程应符合食品从高污染区向低污染区方向流动的原则，即遵循由一般操作区→准清洁操作区→清洁操作区的原则，不交叉。功能区分为洗涤区、食品加工区、烹饪区和备餐区。凉菜间可设在备餐区附近。

根据用水量的多少及清洁度的高低，又可将厨房分为湿区和干区。湿区主要包括原料和餐饮具的洗涤区及原料粗加工区，干区包括配菜、烹饪、主面食制备和备餐区。

以上各功能分区应相对独立，用间隔墙互相隔开会显得更加整齐。厨房内的整体布局可遵守以下原则：原料—库房—厨房内的原料临时存放区—原料粗加工区（包括洗涤池）—配菜区（工作台）—热烹饪区—面点加工区—凉菜加工区—熟食品输出口。其中，粗加工区的工作台应设于清洗池附近，配菜工作台可设于厨房中央邻近烹饪台的地方。食品容器、设备、餐饮具清洗可设置在原料粗加工区。在有条件的情况下，洗涤蔬菜、生肉、家禽的粗加工场所以及产生大量蒸汽的锅炉应与厨房隔开。不能隔离的应设专区。供应冷菜的,应设置冷菜间。

成品通道、出口与原料通道、入口,成品通道、出口与使用后的餐饮具回收通道、入口均宜分开设置。食品原料的输入口最好与顾客入口处分开。理想的设计是食品进门处与后院或连接库房门的通道相通。食品库房应设在靠近厨房的食品进口处,宜做到阴凉、干燥、通风良好。

(3)厨房内设施摆放。安装设备时应注意相互间留有足够的空间,以便于清扫。空间过于狭窄,很难进行清洁和收集食品碎屑,而且易于招惹昆虫。互相留有间隔的贮藏柜和厨房设备比紧靠墙壁或摆在角落要干净得多,四周留有空间的摆放方法更利于设备的清洁和使用。设备摆放应特别注意如何对难以接近的地方进行清洁。例如,烤箱、锅炉及其他设备的背面等要留有用于清洁的空间。

在食品操作间的各个工作区分别设置专用的洗手池,可使操作人员经常想到要洗手,并能随时就近洗手。

◆ 9. 农家乐建筑设施有哪些卫生要求?

(1)地面和排水设备。地面要铺易于清洁和保养的材质,既要平整,又要防滑。地面的设计应有必要的坡度,以防止积水和利于污水排放。损坏的地面和裂缝应及时修补。由于餐饮加工油污较多,排水设备应易于拆卸和清洁,地面和排水设备应经常清洗,避免污物积结。一般建议地面采用水泥或防滑地砖铺设,下水沟内三面铺瓷砖,上面及排水沟出口应有网眼孔径小于 6 毫米的金属隔栅或网罩,以防鼠类侵入。

(2)墙壁。必须采用光滑和易清洁的浅色材料,不宜用有纹理的涂料装饰。在洗涤池、炉灶周围的墙面,必须使用能耐高温、耐潮湿和耐磕碰的材料,上釉的瓷砖是较好的选择。一般要求粗加工区、切配烹饪间、餐具清洗消毒间等场所的墙壁应有 2 米以上的瓷砖,灶台边及冷菜间等应将瓷砖铺设到墙顶。

(3)天花板。天花板应用平滑的防潮材料制成,用于支撑的横梁、吊挂装饰应尽量少用。天花板要特别注意通风及照明,必要时在天花板的管道进出口密封处安装活动窗,以便能定期检查。

(4)门、窗户。门、窗应安装严密,与外界直接相通的门和可开启的窗均应有防蝇设备,一般可采用易于拆下清洗且不生锈的纱门纱窗或挂塑料门帘。与外界直接相通的门和凉菜间门应能自动关闭。如果采用木制门,木制门下端应包有30厘米以上高度的防鼠金属板。

(5)通风装置。灶台、锅炉等产生油烟机蒸汽的地方,都应具备适当的通风条件。通风柜和管道、滤网材料的设计应便于清洗。采用燃油、燃气炉灶,灶台上方应安装排油烟吸风罩;用非隔墙式炉灶的,木柴加入口后方应安装排风装置;用煤饼炉加工的,煤饼炉不能放置在密闭的厨房间。

(6)光照。应保证厨房的所有工作面都要有良好的照明条件,尤其要注意冰箱及食品库房的照明也应充分,以免食品混放和拿错。所有照明设备在损坏时要及时更换,并在更换的同时进行清洁。

❖ 10. 农家乐餐饮必备的卫生设施有哪些?

(1)粗加工间/区。

①根据供应量配置水池数量,至少设动物性、植物性食品原料专用清洗池各1只,并有明显标示。

②粗加工区配置与规模相适应的食品原料存

放架,存放架的材质尽可能采用不锈钢。

③拖把等清洁工具的存放场所应与食品处理区分开,经营场所面积 500 平方米以上的大型餐馆宜设置独立隔间。中小型农家乐宜在靠近粗加工的区域设置清洁用具集中存放及清洗专区,扫把、拖把、抹布、洗涤剂等统一集中存放,并设低位清洁用水池 1 只(图 2-1)。

(2)餐用具洗消间/区。

①餐用具清洗消毒区一般设餐具清洗池 2只,小型农家乐至少设清洗池 1 只。

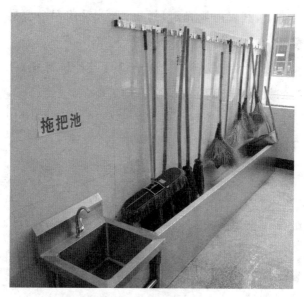

图 2-1　低位清洁用水池

②餐具、饮具配备量为农家乐旺季时全天就餐人数所需餐饮具用量的 1.1 倍。

③配备餐具保洁柜,且容积为全天所有餐饮具用量存放所需的容积。保洁柜宜采用不锈钢材质制作。

④消毒设施的配备应适应消毒餐具的数量,使用电子消毒柜消毒餐具的,至少应配备容积在 380 升以上的餐具消毒柜。

(3)切配烹饪间设施。

①切配台及灶台等所有台面应安置在坚固的台基上,其表面应光滑、易于清洗,采用白色瓷砖覆面,有条件的提倡使用不锈钢。

②配备与规模相适应的冷藏及冷冻冰箱,冰箱的数量应能满足生熟分开的需要。

③配备容器及炊具存放架(柜),有固定专用存放刀、砧板的架子。

④设炉台水池 1 只、尽可能设清洗水池 1 只(如粗加工及洗碗均在切配烹饪间,可不设清洗水池)。

⑤厨房的烹调炉灶应安装排气扇或抽风装置进行排气、排烟。

（4）库房/区。

①有专用食品库房或相对独立的食品储存场所，食品和非食品（不会导致食品污染的食品容器、包装材料、工具等物品除外）库房应分开设置。同一库房内贮存不同性质食品和物品的应区分存放区域，不同区域应有明显的标志。

②库房的构造应以无毒、坚固的材料建成，应能使贮存保管中的食品品质的劣化降至最低程度，防止污染，且易于维持整洁，故不宜将简易房做食品仓库使用。应有防止动物侵入的装置（如库房门口设防鼠板）。

③库房应有良好的通风、防潮、防鼠设施。如自然通风不够，应安装换气扇；为防止食品霉变，不得将食品储存在地下室或其他潮湿的场所。

④设置数量足够的物品存放架（柜），其结构及位置应能使储藏的食品距离墙壁、地面均在 10 厘米以上，货架与货架之间应留有 0.7 米的间距，以利空气流通及物品的搬运。配备塑料密封食品存放盒若干，用于存放散装食品原料（图2-2）。

（5）洗手消毒设施。

①洗手水池设置的位置。在进入操作间前的

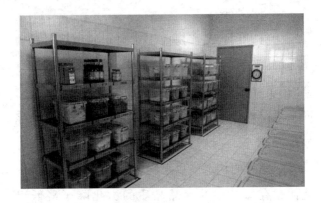

图 2 - 2　食品仓库

地方设有洗手处；从生食加工区进入熟食加工区应设有洗手处；在厨房内应设置洗手水池，其位置应设置在方便从业人员的区域。

②洗手消毒设施附近应设有相应的清洗、消毒用品和干手设施。水池附近放置洗手液。冷菜间的洗手水池边还应配备手消毒液、干手纸巾。如条件许可，配备热水和热风烘手器。员工专用洗手消毒设施附近应张贴洗手步骤示意图（图 2 - 3）。

③洗手设施的排水应具有防止逆流、有害动物侵入及臭味产生的装置。洗手池的材质应为不透水材料（包括不锈钢或陶瓷等），结构应不易积垢并易于清洗。冷菜制作间水龙头宜采用脚踏

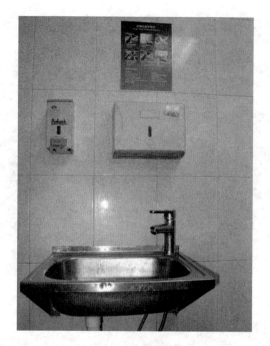

图 2 - 3　员工专用洗手池

式、肘动式或感应式等非手动式开关或可自动关
闭的开关。

（6）垃圾暂存设施。

①粗加工区、切配烹饪间、餐具清洗消毒间等
可能产生废弃物或垃圾的场所均应设有加盖垃圾
箱（图 2 - 4）。

②垃圾箱应配有盖子，以坚固及不透水的材
料制造，能防止有害动物的侵入、不良气味或污水

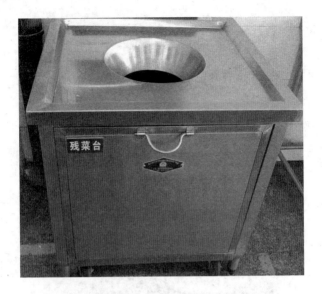

图 2-4 洗碗池旁垃圾箱

的溢出,内壁应光滑以便于清洗。

③在加工经营场所外适当地点宜设置废弃物临时集中存放设施,其结构应密闭,能防止害虫进入、滋生,且不污染环境。

◇ 11. 专间必备的卫生设施有哪些?

专间指处理或短时间存放直接入口食品的专用操作间,包括凉菜间、裱花间、备餐专间、集体用餐分装专间等。凉菜(又称冷菜、冷荤、熟食、卤味等)属即食食品,指对已烹制成熟或者腌渍入味后的食品进行简单制作并装盘,一般是无需加热即可食用的菜肴。备餐专间指成品的整理、分装、分发、暂时置放的专间。专间内食品为即食,一般不会再经加热灭菌,故专间的设施设备应有更严格的卫生要求,必须符合下列条件。

(1)供应凉菜的,应设置独立的凉菜间。小型农家乐餐饮单位[加工经营场所面积(平方米)≤150],凉菜间累计面积至少在5平方米以上;对大、中型农家乐餐饮单位,凉菜间累计面积≥食品处理区面积的10%。

(2)加工经营场所面积在500平方米以上的大型农家乐餐馆专间入口处应设置有洗手、消毒、更衣设施的通过式预进间(图2-5)。500平方米以下的中小型餐馆,不具备设置预进间条件的,应在专间入口处设置洗手、消毒、更衣设施。

(3)专间不得设置两个以上(含两个)的门,专间如有窗户应为封闭式(传递食品用的除外)。专间内外食品传送宜为可开闭的窗口形式,窗口大小宜以可通过传送食品的容器为准。

(4)需要直接接触成品的用水,宜通过净水设施,故专间内应设有水池、净水器。为保持室内温度常年在25℃以下,应设独立的空调机、温度计,

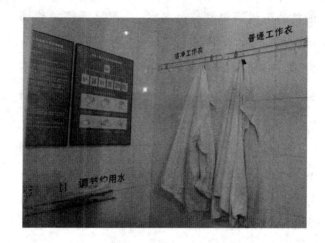

图 2-5 凉菜预进间

有相应容积的凉菜专用冰箱、不锈钢材质的食品操作台、食品摊凉架。

（5）配备用于消毒空气的紫外线灯，紫外线灯（波长 200—275 纳米）应按功率不小于 1.5 瓦/立方米设置，紫外线灯宜安装反光罩，强度大于 70 微瓦/平方厘米。专间内紫外线灯应分布均匀，距离地面 2 米以内。

（6）不得设置明沟，排水应采用可防止废弃物流入和浊气逸出的形式（如带水封的地漏）。

◆ 12. 厕所与衣帽间（柜）卫生要求有哪些？

（1）厕所不得设在食品处理区。为了使员工进出方便,且能达到防止污染的目的,一般通过一个中间通风区,将厕所与其他工作区分开,厕所门不能直接朝向食品操作间。对大、中型农家乐,在可能的情况下,职工应当与顾客使用不同的厕所。

(2)厕所应采用冲水式,地面、墙壁、便槽等应采用不透水、易清洗、不易积垢的材料。

(3)厕所应设有效排气(臭)装置,并有适当照明,与外界相通的门窗应设置严密坚固、易于清洁的纱门及纱窗,外门应能自动关闭。

(4)厕所排污管道应与加工经营场所的排水管道分设,且应有可靠的防臭气水封。

(5)厕所内的洗手设施应设置在出口附近。有充足的清洁用水、肥皂、指甲刷及一次性毛巾或干手器。使用含杀菌剂的特制肥皂有助于强化清洁观念并时刻保持手的清洁状态。

(6)配备手纸和纸篓,通风良好,地面干燥,保持清洁卫生。

(7)配备与员工人数相适应的更衣柜。大、中型农家乐餐饮店还应设置员工更衣室(图2-6),保持更衣室内整洁、干净。

(8)个人物品必须放置于衣橱内,个人衣橱做

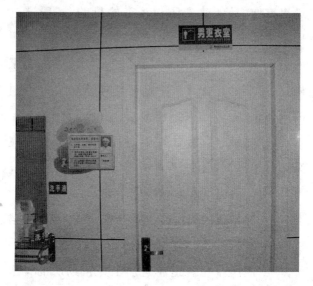

图 2-6 更衣室

到每日一清理,及时清除杂物,保持衣橱内物品整齐。更衣柜内不得放食物,以防止蟑螂等昆虫的滋生。

项目三
原料采购食品安全要求

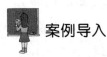 **案例导入**

无证商贩食品引发 57 人中毒,1 名 3 岁小孩死亡

　　2004 年 3 月 20 日晚,嘉兴市区某砖瓦厂的一些外来人员及附近农民,食用了无证路边熟食摊的猪头肉后,先后有 57 人因食物中毒被送往医院抢救,1 名 3 岁的小男孩死亡。经当地卫生部门采集病人的呕吐物和吃剩的猪头肉样品检测,结果是亚硝酸钠大量超标。当地警方传唤了出售猪头肉的摊主,摊主熊某、李某是四川筠连县人,当年 3 月来到嘉兴后,见租房附近是砖瓦厂,厂里几乎都是外来人员,以四川人和云南人居多,于是在 3 月

16 日开始做卖猪头肉的生意。熊某说,他烧猪头肉的手艺是李某姐姐在电话里教他的,李某姐姐是在云南卖猪头肉的。他按照吩咐用盐和街头买来的亚硝酸钠将生猪头腌一下后再烧,用量是手抓一把"毛估估"。

亚硝酸盐在食品工业中用于肉制品的发色剂,因为过量食用会发生食物中毒甚至致人死亡,在国家食品添加剂使用标准中,肉制品的亚硝酸盐的使用量是被强制限制使用的,在每千克肉制品中最大使用量不得超过 0.15 克,即 0.15 克/千克。该案发生的主要原因是无证商贩无法律意识及食品安全知识,在食品中滥用添加剂。

 案例启示

私人家庭食品作坊没有可靠的食品进货渠道。

❖ 13. 采购食品原料要注意哪些食品安全问题?

食品采购环节是农家乐食品安全卫生的第一关,采购的食品及原料不符合卫生要求,就难以保证供应到餐桌上的食品是安全卫生的。为确保餐饮食品安全卫生,采购食品原料要注意以下几点。

(1)确定专人负责采购食品。食品采购是餐饮单位重要的岗位,不仅要有丰富的判断价格的经营技巧,还要具备鉴别食品质量的能力,要有一定的文化知识并经食品安全法律知识培训合格。故农家乐业主应指定经培训合格的专(兼)职人员负责食品、食品添加剂及食品相关产品采购索证索票、进货查验和采购记录工作。采购人员应当掌握餐饮服务食品安全法律知识、餐饮服务食品安全卫生基本知识以及食品感官鉴别常识。

(2)不采购无证经营者供应的食品原料。当前食品经营形式多样化,一些食品上门推销。为确保食品来自可靠的供应商,必须向有固定经营场所并持有食品生产或流通许可证的食品供应单位或市场采购食品,不得购买流动摊贩供应的食品和原料。

(3)建立食品、食品添加剂和食品相关产品的采购查验和索证索票制度,确保问题食品的可追溯性。

(4)所采购食品的标签应符合法律规定。检查定型包装食品的包装是否完整,标签标志是否符合卫生要求。不得采购标签标志不齐或过期食品,不得采购无食品标签的调味品。

(5)应对食品的感官质量进行检查。不采购腐败变质、油脂酸败、霉变生虫、污秽不洁、混有异物、掺假掺杂或者感官性状异常的食品。

(6)以销定购。采购食品应遵循用多少进多少的原则,以保证食品新鲜卫生,避免不必要的损失。

✧ 14. 如何建立采购查验和索证索票制度?

(1)应当到证照齐全的食品生产经营单位或批发市场采购食品、食品添加剂及食品相关产品,并应当索取、留存有供货方盖章(或签字)的购物凭证。购物凭证应当包括供货方名称、产品名称、产品数量、送货或购买日期等内容。长期定点采购的,餐饮服务提供者应当与供应商签订包括保证食品安全内容的采购供应合同。

(2)从生产加工单位或生产基地直接采购时,应当查验、索取并留存加盖有供货方公章的许可证、营业执照和产品合格证明文件复印件,留存盖有供货方公章(或签字)的每笔购物凭证或每笔送货单。

(3)从流通经营单位(商场、超市、批发零售市场等)批量或长期采购时,应当查验并留存加盖有公章的营业执照和食品流通许可证等复印件,留存盖有供货方公章(或签字)的每笔购物凭证或每笔送货单。

(4)从流通经营单位(商场、超市、批发零售市场等)少量或临时采购时,应当确认其是否有营业执照和食品流通许可证,留存盖有供货方公章(或签字)的每笔购物凭证或每笔送货单。

(5)从农贸市场采购的,应当索取并留存市场管理部门或经营户出具的加盖公章(或签字)的购物凭证;从个体工商户采购的,应当查验并留存供应者盖章(或签字)的许可证、营业执照复印件、购物凭证和每笔供应清单。

(6)从流通经营单位(商场、超市、批发零售市场等)和农贸市场采购畜禽肉类的,应当查验动物产品检疫合格证明原件;从屠宰企业直接采购的,应当索取并留存供货方盖章(或签字)的许可证、营业执照复印件和动物产品检疫合格证明原件。

(7)对连锁经营并实行统一配送经营方式的农家乐企业,可以由农家乐餐饮服务企业总部统一查验、索取并留存供货方盖章(或签字)的许可证、营业执照、产品合格证明文件,建立采购记录;

各门店应当建立并留存日常采购记录;门店自行采购的产品,应当严格落实索证索票、进货查验和采购记录制度。

(8)采购集中消毒企业供应的餐饮具的,应当查验、索取并留存集中消毒企业盖章(或签字)的营业执照复印件、盖章的批次出厂检验报告(或复印件)。

(9)食品、食品添加剂及食品相关产品采购入库前,验收人员应当查验所购产品外包装、包装标志是否符合规定,与购物凭证是否相符,并建立采购验收记录。

采购验收记录应当如实记录产品的名称、规格、数量、生产批号、保质期、供应单位名称及联系方式、进货日期等。

从固定供应基地或供应商采购的,应当留存每笔供应清单,供应清单上与上述相关内容相同的,可不再重新登记记录。

应当按产品类别或供应商、进货时间顺序整理、妥善保管索取的相关证照、产品合格证明文件和进货记录,不得涂改、伪造,其保存期限不得少于2年。

❖ 15. 如何对食品进行感官检查?

感官检查是餐饮单位采购食品时进行常规质量检测的常用方法,包括看、闻、摸及必要的品尝。

(1)眼看:检查食品的外观形状和色泽来评价该食品的新鲜程度,能直观地判别出腐败变质等不良改变,如出现黏液物、霉变及变色等。还应检查食品包装物是否有裂缝、破损、表面清洁程度等。检查时注意食品的外观、大小、形状、块形的完整程度、表面的光泽及颜色的深浅色调等。检查液体食品时,要在无色的玻璃瓶中进行,也可将瓶子倒过来,观察有无杂物、沉淀物或悬浮物;检查密闭包装的袋装、瓶装、罐装食品时看看是否有胖听、漏包等异常的情况。

(2)鼻嗅和味觉:通过检查食品的气味判断食品质量。腐败变质的食品会发出臭味、哈喇味、馊味及其他异味。如含蛋白质的食品发生腐败时,会产生类似氨和硫化氢的臭味气体;由酵母造成的食品腐败会产生气泡和酒糟味;脂肪含量高的食品放置时间过长,脂肪发生氧化会出现哈喇味。检查液体食品时可先将食品滴在手掌上摩擦,以增加气体的挥发;检查大块食品时可将食品切开

39

或用探针刺入深部拔出后再闻气味。

(3)手摸:凭借触觉来检查食品的软硬、弹性、稠度以及食品外表是否发黏等性状来判别食品的质量好坏。腐败变质食品的感官因食品种类和所含的腐败微生物的不同而各有差异,一些腐败食品有黏液,而另一些则呈现糊状。

◈ 16. 禁止采购及使用的食品原料有哪些?

(1)死亡的黄鳝、甲鱼、乌龟、河蟹、青蟹、蝤蛑、小蟹、各种贝类。

(2)有毒的动物性食品,如河豚、狗肝、鲨鱼肝、牲畜甲状腺、毛蚶、织纹螺。

(3)有毒植物,如野蘑菇、发芽马铃薯等。

(4)不是在冰冻或冰鲜状态下储存或销售的海产青皮红肉鱼类。

(5)散装生食海产品、水产品,如腌制泥螺、咸枪蟹。

(6)《食品安全法》第二十八条规定的各类违法食品。

◈ 17. 如何识别食品标签?

掌握食品标签与标志的正确识别方法,不仅

能使我们了解所购食品的质量特性,安全特性,食用、饮用方法等,还能使我们通过查看标签来鉴别伪劣食品。

(1)查看标签的内容是否齐全。《食品安全法》规定食品标签必须标示的内容有:食品名称、规格、净含量、生产日期、保质期、成分或者配料表、贮存条件,产品标准代号,生产者的名称、地址、联系方式,所使用的食品添加剂在国家标准中的通用名称,生产许可证编号。

(2)查看标签内容是否清晰、完整。食品标签的一切内容应清晰、醒目,易于消费者在选购食品时辨认和识读,标签不得在流通环节中变得模糊甚至脱落,更不得与包装容器分开。

(3)查看标签的内容是否真实。《食品安全法》第四十八条规定:"食品和食品添加剂的标签、说明书,不得含有虚假、夸大的内容,不得涉及疾病预防、治疗功能。生产者对标签、说明书上所载明的内容负责。食品和食品添加剂的标签、说明书应当清楚、明显,容易辨识。食品和食品添加剂与其标签、说明书所载明的内容不符的,不得上市销售。"如一些产品标签上违法标注对某些疾病有预防或治疗作用,如返老还童、延年益寿、抗癌、治癌等虚假内容。还有的地下食品加工厂,食品标签上厂址标示不详:厂址只有"××省××地",或干脆只标注"××(国家)出品",电话号码标手机号码或根本打不通的号码,这些均属违法食品。

✿ 18. 如何识别食品名称及配料表?

食品名称必须反映食品的真实属性,所以通过食品标签上标明的食品名称可以区别食品的内涵和质量特征。如"甜牛奶"和"甜牛奶乳饮料",是完全不同属性的两种产品,营养价值和生产成本也不相同,前者的真实属性是"牛奶",应该是指在牛奶中加糖的产品;而后者的真实属性是"乳饮料",在牛奶中加水、加糖,一般水占的比例多于奶,蛋白质含量大于 1% 即可。同样的道理,"果汁"和"果汁饮料"也是两种不同属性的产品,"果汁"中的果汁含量达到 100%,而"果汁饮料"则是在果汁中加入水及其他食品原辅料调制而成。目前,市场上不规范的食品名称标注方法主要是故意不标注反映食品真实属性的名称或将该名称写得很小,并放在消费者不易看见的地方,如"甜牛奶乳饮料",将"甜牛奶"标得非常醒目,而"乳饮料"却不标注或标在难以发现的地方。

食品标签配料表可以反映食品的内在质量，主要通过下列几个方面对食品质量加以鉴别。

(1)配料表中的各种配料是按照制造或加工食品时加入量的递减顺序一一排列，故查看配料表不仅可以了解该食品由哪些原料组成，还能大致了解各种原料的加入量。

(2)对一些决定产品质量的重要成分指标，相关标准上要求标注其在成品中的含量，如：特殊膳食用食品(如婴幼儿食品、糖尿病人食品)必须标示营养成分，如热量、蛋白质含量及钙、钠、锌含量等；灌肠类必须标注淀粉含量；果汁及果汁饮料类必须标注果汁含量；酱油标注氨基酸态氮含量。查看这些含量可以进一步了解食品的内在质量及特殊效用。

(3)可了解食品中加入的添加剂种类。我国的食品标签标准规定，配料表中食品添加剂应当标示其在 GB 2760 中的食品添加剂通用名称。食品添加剂通用名称可以标示为食品添加剂的具体名称，也可标示为食品添加剂的功能类别名称并同时标示食品添加剂的具体名称或国际编码。

◈ 19. 采购食品相关产品应注意哪些食品安全
　　问题？

　　食品相关产品主要指用于食品的包装材料、容器、工具、设备等接触食品的物品以及用于食品的洗涤剂、消毒剂。根据食品相关产品的材质、品种不同，有不同的食品安全国家标准。使用不符合食品安全国家标准的食品用产品可能造成食品污染。如一些非食品用纸张可能含有荧光物质和重金属铅等有害物质，荧光物质可致癌，重金属铅有损伤大脑中枢及周围神经系统等毒性作用，用这样的纸张包装食品，有毒物可迁移到食品中，对人体造成危害。餐饮单位在采购食品相关产品时应注意以下几点。

　　一是到正规的有合法资质的经销商处购买。

　　二是所有用于食品处理及可能接触食品的设备与工具，应由无毒、无臭味或异味、耐腐蚀、不易发霉的符合食品安全标准的材料制造。

　　三是购买包装材料、容器时要注意查看产品的合格证明，看产品的标签标志，要购买食品用产品。批量采购时，应索取相关检测报告验证安全指标是否符合国家标准。

四是所采购的洗涤剂、消毒剂应符合 GB 14930.1《食品工具、设备用洗涤剂卫生标准》和 GB 14930.2《食品工具、设备用洗涤消毒剂卫生标准》等有关食品安全的卫生标准和要求。

项目四
食品运输、贮存的卫生要求

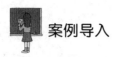 案例导入

有毒物品存放不当将导致严重后果

2009年5月16日上午,某市卫生局接到该市一单位食堂负责人的报告,称因操作失误,部分就餐人员误食了掺有"溴敌隆"的蛋炒饭。接报后,卫生部门迅速采集了进食人员血样以及剩余食物。经查明,所有误食人员共178人,蛋炒饭中所含的药物为"溴敌隆",含量为0.032毫克/千克;所有进食人员中有30人凝血酶指标超出正常范围。因"溴敌隆"的潜伏期是3—5天,卫生部门对所有误食人员均注射了治疗"溴敌隆"的特效药

"维 K1"。该事件因处置及时,加之"溴敌隆"又有特效药可以干预,最终,所有进食人员未发现明显中毒症状,30 名血样异常人员经服药也恢复正常。

据调查,该单位准备开展药物灭鼠工作,负责后勤工作的人员要求食堂负责人购买灭鼠药物。5 月 15 日下午,食堂员工到当地的一家害虫防治咨询部购买了 1 斤伴有"溴敌隆"的油渣,食堂厨师长用其中的一半拌上米饭,并将其晒干当晚存放在餐厅包厢内。16 日早上,另一位厨师在不知情的情况下,将伴有药物的米饭放在蒸笼里蒸煮后,倒入另外五盒米饭(25 斤),炒成蛋炒饭供应。在炒蛋炒饭的过程中,厨师已发现米饭颜色异常,有些发红(因伴有"溴敌隆"的油渣是红色的),但厨师不仅没有停止加工,为了掩盖异常颜色,还在蛋炒饭中加了点酱油。

案例启示

鼠药作为有毒物品不得在厨房内使用,更不能存放在食品加工经营场所。餐饮单位的所有食品及原辅料、容器、用具等均应定位存放,剩米饭应在冰箱内冷藏,不得随意放在餐厅包厢内,更不应该与伴有药物的米饭放在同一场所。如果该食堂落实了食品储存及有毒有害物品管理制度,或厨师在加工时发现异常情况立即停止加工,查找原因,均可避免发生这样的食品安全事故。

✧ 20. 食品运输有哪些卫生要求?

食品在运输过程中如食品容器、包装材料或运输工具不洁,极易导致化学性和微生物污染,如卤味等易腐食品在高温下存放运输时间过长,易使食品腐败变质甚至导致致病菌大量繁殖。为防止食品运输不当而引发的化学性或细菌性食物中毒,农家乐餐饮单位在食品运输过程中必须做到以下几点。

(1)严禁将存放或使用过农药、化肥等有毒有害化学物品的包装袋等包装材料、容器用于存放食品,严禁使用被农药、化肥及其他有毒有害物质污染的运输车辆装运食品。

(2)用清洁的食品用包装材料存放直接入口的散装食品,并应密闭,防尘、防蝇,防日晒雨淋。

(3)装运食品的容器、车辆应专用并保持清洁,防止食品污染。

（4）致病菌在室温下或接近室温下（20～45℃）易生长繁殖，最适宜生长温度是 30～37℃，为防止致病菌大量繁殖而引发食物中毒，对需冷藏的易腐食品如卤味等凉菜，应待食品冷却后再密闭存放运输，装运需冷藏的易腐食品应尽量保持低温状态，缩短运输途中时间。

❖ 21. 常温贮存食品有哪些卫生要求?

食品贮存管理不当，可引起食品污染和食品的腐败变质，在食品贮存过程中必须做到以下几点。

（1）农家乐餐饮单位对入库的各种食品原料和成品要进行验收登记，详细记录原料的生产日期及保质期限，检查原料入库前的感官性状，食品标签标志是否符合食品安全标准要求。严禁将不符合食品安全要求的食品入库。宜将食品数量、生产日期、保质期等重要信息制作成标牌，挂在食品货架上。做到账、卡、物相符，挂牌存放。参考标牌见图 4-1。

（2）食品进出仓库做到勤进勤出、先进先出。定期检查库存食品，发现有霉变、生虫或包装破损、锈蚀、鼓袋、胖听等感官异常、变质情况时，做到及时清出,清出后放在待处理食品区,及时销账、处理、登记并保存记录。

产品名称:	
采购时间: 年 月 日	供货商:
产品规格:	包装形式:瓶、袋、散
厂名:	进货量:
生产日期或批号:	保质期限至: 年 月 日

图4-1 仓库贮存的每类包装食品前方放置的标签(式样)

(3)副食品存放在专用食品库房。对小饮食店,如无专用副食品库房时,应将库存食品放置相对独立的食品储存场所。食品储存场所内不得放置非食品(不会导致食品污染的食品容器、包装材料、工具等物品除外),更不能存放有毒、有害物品(如杀鼠剂、杀虫剂、洗涤剂、消毒剂等)及个人生活用品,特别是外观与食品相似的有毒有害物品。在一些建筑工地食堂曾发生过亚硝酸盐食物中毒,原因是亚硝酸盐在建筑工地上用作水泥防冻剂,因亚硝酸盐外观像食盐,将亚硝酸盐放置在食品仓库中,会导致误拿、误用。

(4)同一库房内贮存不同性质食品和物品的应区分存放区域,不同区域应有明显的标志,并做到食品分类、分架存放,距离墙壁、地面均在10厘米以上。

（5）散装食品存放在容器内，并标明产品名称；对于有挥发性气味的食品，如桂皮、茴香、大料等应加盖贮存，以免气味外溢，降低本身质量，影响其他食品的风味；定型包装食品应贴有完好的出厂标志，并应保证外包装清洁。禁止存放无标志及标志不完整、不清晰的食品及原料。

（6）设有专门待处理的变质和过期食品存放区，并标明"不得食用"等字样，不应与食品原料混放。

（7）做好防蝇、防尘、防鼠工作，纱门纱窗等防蝇设施如破损要及时修复；食品处理区（包括仓库）内灭鼠使用粘鼠板，不得采用鼠药灭鼠；贮存食品的场所、橱柜、货架、容器等应当保持清洁，无霉斑、鼠迹、苍蝇、蟑螂；经常开窗或机械通风，防止食品霉变，确保粮食、干货、罐头等食品应在常温干燥的环境下贮存。每周对仓库进行彻底清扫。

◈ 22. 食品冷藏、冷冻有哪些卫生要求？

（1）肉类、水产、豆制品等易腐食品应及时冷藏或冷冻储存；为防止交叉污染，用于保存食品的

51

冷藏、冷冻设施应根据其用途进行标示。食品原料、半成品、成品分开存放;非直接入口食品与即食食品严格分开,不得放置在同一冰箱内(图 4-2);凉菜间冰箱要专用,杜绝生熟混放;为方便存取食品,肉类、水产、蛋品、豆制品、蔬菜宜分类定位摆放,并在冰箱外用标志卡片标示各类食品存放的具体位置。

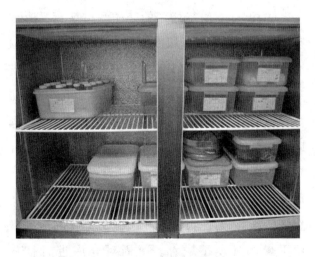

图 4-2 熟食冰箱

(2)冷藏、冷冻柜(库)应有明显的区分标志,宜设外显式温度(指示)计,以便于对冷藏、冷冻柜(库)内部温度进行监测。冰箱内应保持食品冷藏温度(0~5℃)、低温冷冻温度(-12℃以下)。

(3)食品在冷藏、冷冻柜(库)内贮藏时,为确保食品中心温度达到冷藏或冷冻的温度要求,存放的食品之间应有一定的空隙,不得将冰箱塞满,不得将食品堆积、挤压存放,否则影响冷藏效果。

（4）用于贮藏食品的冷藏、冷冻柜（库）,应定期除霜、清洗消毒和维修,保持无霜（薄霜,不超过1厘米）、无血水、无冰碴,以确保冷藏、冷冻温度达到要求并保持卫生。

✿ 23. 有毒有害物品的管理有哪些要求?

（1）由经过培训的专门人员负责对有毒有害物品的保管及使用管理。

（2）有毒有害物品应贮存在非食品处理区的固定场所（或橱柜）,并上锁保管,储存场所应有明显的警示标志。

（3）采购的所有有毒有害物品,均应查验主管部门批准生产、销售、使用的证明。建立有毒有害化学物质一览表,标明主要成分、毒性、使用剂量和注意事项。

（4）各种有毒有害物品的采购及使用应有详细记录,包括使用人、使用目的、使用区域、使用量、使用及购买时间、配制浓度等。使用后应进行复核,并按规定进行存放、保管。

◈ 24. 贮存的物品如何摆放?

(1)为拿取物品方便,仓库的物品按安全或需用量低、中、高和重量分层存放。玻璃器皿高度不超过肩部,重的物品放下层,使用频率高、易拿取的放在中层。

(2)为使物品尽可能地摆放整洁并节省空间,对散装食品原料、调味料或小包装的袋装食品可存放在可循环使用的透明有盖的保鲜盒中(图 4-3)。

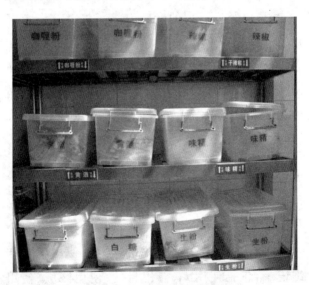

图 4-3 存放食品的透明盒

(3)为确保食品新鲜,防止食品过期、变质,库存食品的使用应遵循先进先出的原则。在食品的存放处要有先进先出和左进右出的指示,自制物品应标明制作时间。

(4)一般物品以开架式摆放为主。除了防蝇、防尘所必需的,如餐具保洁柜外,应清除不必要的橱柜门、盖和锁,增加透明度,便于物品的拿取和日常管理。

(5)对每日均要使用的食品用工具、清洁用工具,尽可能在使用场所内集中悬挂存放,便于拿取及保洁。

项目五
食品加工操作的卫生要求

 案例导入

盐水对虾引发副溶血性弧菌食物中毒

2008 年 10 月 4 日晚,有三对新人在当地某饭店趁着国庆长假办婚宴,共 86 桌婚宴开席。就在婚宴结束的几个小时后,近百位亲友纷纷上吐下泻集体被送进了医院。据卫生部门调查,86 桌婚宴共同的菜是凉菜,在冷菜中的海虾检出副溶血性弧菌,同时在病人及 1 名凉菜间厨师的排泄物中均检出同型的副溶血性弧菌。该名厨师因吃过凉菜间存放的盐水对虾,与参加婚宴的发病者在相同的时间段发病。最终调查证实,10 月 4 日晚为三场婚宴供应的冷菜引起了副溶血性弧菌食物中毒,中毒食品为冷菜对虾,中毒病人共94人。

经调查,酒店在当日上午8:30购买鲜活海水对虾42斤。在9:20—9:50,分数次在盐水中烧制完成,随后被放在不锈钢大盆中。11:00取出约12斤分装40盘,供中午宴请的40桌客人食用(食用人员均未发病)。剩余30斤放置在凉菜间,到15:00开始装盆,供晚上18:00开始的86桌婚宴客人食用。中午11:00装盘时对虾温度很高,厨师无法直接用手接触,故用筷子夹着对虾装盘。下午15:00装盘时,对虾的温度是温热的,厨师戴了一次性手套,用手抓着分盘。

暴发原因:海水对虾中带有副溶血性弧菌,在盐水中烧煮时间过短,对虾的中心温度未达到完全杀灭病原体的温度,就会使烧制后的盐水对虾残存有副溶血性弧菌。残留有致病菌的对虾烧煮后未及时冷却,在危险温度带(5～57℃)中存放时间过长(约8小时),加之副溶血性弧菌是嗜盐菌,有盐水时细菌繁殖更快,在温度和营养条件均适宜的情况下,残存的致病菌会大量繁殖,以致达到中毒剂量。

中餐食用的对虾虽残留有致病菌,但因烧制

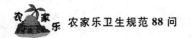

好不久,温度较高,不适宜致病菌繁殖,致病菌数量较少(副溶血性弧菌中毒感染剂量为 100 万个细菌),故中餐食用对虾人员均未发病。

 ## 案例启示

如果厨师在烹饪对虾时做到烧熟煮透,就不会残留致病菌;如果将烧好的对虾从盐水中捞出,放在浅盘中快速冷却后,再放入冰箱内贮存,也不至于使残留的致病菌大量繁殖而达到中毒数量。

◈ 25. 粗加工及切配有哪些卫生要求

(1)加工前应认真检查待加工食品,发现有腐败变质迹象或者其他感官性状异常的,不得加工和使用。

(2)各种食品原料在使用前应清洗干净。

①蔬菜要择洗干净,无虫、无杂物异物、无泥沙,蔬菜要先洗后切,发芽的土豆要挖去芽眼并削去发绿的皮肉。

②鸡、鸭、鱼、肉、头、蹄、下水等食品做到随进随加工,择净、剔净、洗净。

③绞肉不带血块、不带毛、不带淋巴、不带皮。

④蛋壳表面可能带有沙门氏菌,为防止致病菌污染,禽蛋在使用前应对外壳进行清洗。新鲜蛋表面有一层保护膜,可防止细菌进入蛋液内,如清洗后会失去保护膜,故进水后的蛋在常温下放置时间过长,会加速腐败变质,因此,要求每天使用多少就清洗多少。

(3)动物性食品致病菌带菌率较高,尤其是夏秋季的海水产品,副溶血性弧菌带菌率极高,如海水产品在粗加工、切配或储存过程中污染了蔬菜,因一些蔬菜清洗后直接生食或烹饪时间较短,残留的致病菌有可能导致食物中毒。为防止交叉污染,动物性食品、植物性食品应分池清洗,水产品宜在专用水池清洗。

(4)鲜活水产品加工完毕后要立即烹调食用;肉类、水产等易腐食品应尽量缩短在常温下的存放时间,清洗、切配后应及时使用,否则就应放入冰箱冷藏。冰箱不是保险箱,在冰箱内保存的食品也应在规定的时间内使用。

(5)清洗、切配后的半成品应保持清洁,避免交叉污染,与未经清洗的原料分开存放,并应根据性质分类存放,有专用的食品原料存放架,已盛装食品的容器不得直接着地堆放(图 5-1)。

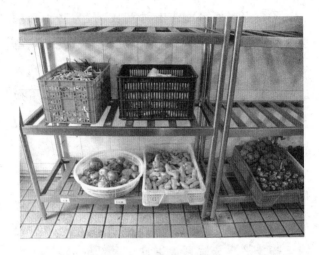

图 5 - 1　未清洗原料存放处

(6)加工所用的刀、墩、台板、切割机、绞肉机、洗菜池、盆、盘、筐、抹布等用具容器标志应明显，并做到分开使用，定位存放(图 5 - 2)；荤、素分开

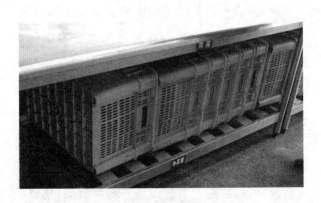

图 5 - 2　蔬菜容器用后集中存放

加工,海水产品的切配场所、食品容器、食品用工具及设备(简称工用具)应与蔬菜原料加工分开。工用具用后洗净,保持清洁,做到刀无锈,墩无霉,炊事机械无污物、无异味,菜筐、菜池无泥垢、无残渣。

(7)冷冻的水产品、畜禽肉类从冰箱中取出后,需完全解冻,然后立即烹调,这是一条重要原则。冷冻食品如解冻不彻底易造成烹饪时里生外熟,甚至致病菌未杀灭而导致食物中毒。另外,还应注意用多少原料就解冻多少,防止一次解冻过多用不完而再次复冻,造成食品新鲜度、质量的下降或者引起腐败变质。

(8)活禽、猫、狗等动物作为污染源,不得饲养在食品粗加工区。如要饲养,应放在距离食品加工区 25 米以上的地方。

(9)废弃物要及时处理,放在专用带盖垃圾容器内,容器外观清洁,不积压、不暴露。

✧ 26. 冷冻食品正确的解冻方法有哪些?

冷冻能防止食品中的微生物生长,但不能杀死所有的微生物。不正确的解冻方法,可能引起存活的细菌急剧增长到产生危害的数量,或产生毒素。食物的解冻时间与食物的体积大小相关，体积越大，解冻时间越长。因此，为使解冻变得容易些，应限制储存的冷冻食物重量，以确保彻底解冻。另外，千万不能在室温下解冻食品，室温解冻使食品长期处于危险温度带（5～57℃）。在室温下，食品表面先解冻并很快达到室温温度，细菌便在食品表面迅速繁殖起来。正确的解冻方法如下。

（1）用流动的冷水解冻：保持流水温度 21℃ 以下，以防止致病菌大量繁殖；保持适当的水速，可冲掉食品表面的污染物；解冻动物性食品，在危险温度带（5～57℃）内的时间不超过 4 小时。

（2）电冰箱解冻：解冻的首选方法是电冰箱解冻，保持冷藏食品温度 5℃ 或 5℃ 以下，这种解冻方法可避免食品处于危险温度带之内。但这种解冻方法需要足够的冰箱空间，小型农家乐餐饮单位可能受到条件限制而无法采用。

（3）微波炉解冻：微波炉解冻可用于解冻一部分需立即提供给顾客的冷冻即食食品。微波炉解冻的食品必须立即烹饪。不要把微波炉已解冻但未烹饪的食品再次放入电冰箱内储存，微波炉解冻过程诱发了微生物的活性，解冻后没有烹煮的食品含有大量活跃的细菌,在冷藏储存过程中,细菌就会达到产生危害的水平。

◈ 27. 烹调加工过程有哪些卫生要求?

(1)只采用新鲜的符合卫生要求的原料。新鲜的食物受致病菌污染的可能性较低,因此烹饪加工所用的原料应保证新鲜。烹调前,应认真检查待加工食品,发现有腐败变质或者其他感官性状异常的,不得进行烹调加工。不得将回收后的食品(包括辅料)经烹调加工后再次供应给客人;用于菜肴装饰的原料使用前应洗净消毒,不得反复使用。

(2)为防止细菌性食物中毒,生食品尤其是生的动物性食品,要烧熟煮透,加工时食品中心温度不低于 70℃;对再次加热的回烧食品,回烧要彻底。

(3)熟制品应尽可能现烧现吃,在常温下放置时间不得超过 2 小时。需要冷藏的熟制品,应在 2 小时内尽快冷却后再冷藏。

(4)为防止将有毒化学物质当调味品使用而导致食品的化学性污染,厨房内使用的调味品应做到标示齐全、定位存放。为使用方便,厨师一般会将大包装原辅料分装到小的食品容器中,对自行分装或自制的调味品,容器外均应有对应的产品名称、保质期限等标志(图 5 - 3)。

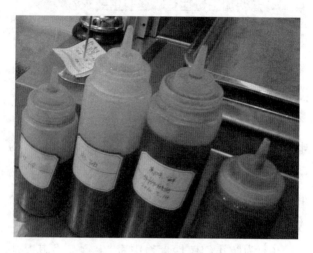

图 5 - 3　分装调味品有自制标签

(5)为防止食物交叉污染,烹调后的食品要防蝇、防尘并保洁,加工后的成品应与半成品、原料分开存放,菜肴不得着地或叠盆放置。

(6)为防止食品容器交叉污染,首先,存放食品原料的容器与存放即食食品的容器应是不同形状或不同材质的,让使用者一目了然,不会误拿误用。其次,存放原料的容器与存放即食食品的容器存放场所应分开。最后,所有食品容器定位存放、标示齐全。

(7)用于清除菜盆中溢出物的抹布要专用,与清洁用抹布外观上应有明显区分,并定期更换,放在常备的消毒液中,消毒液容器应放置在不会污染食品的地方。

(8)工作结束后调料加盖,调料瓶、炊具、用具、灶上灶下台面清洗整理干净,并将各类物品按标示位置存放。剩余食品及原料按照熟食、半成品、生食的卫生要求分开存放。

(9)严格按卫生要求收集、处理废弃食用油脂。烹饪产生的废弃物存放于带盖密闭垃圾桶并及时清运。

✿ 28. 如何做到食品烧熟煮透?

生食品尤其是生的动物性食品,含有大量的有害微生物,如提供生食或半生食的肉类、家禽、水产鱼、鸡蛋等动物性食品将会增加发生食源性疾病的风险。从食品安全角度讲,加热就是对食品进行一次消毒灭菌。若加热不彻底,细菌将残留在食物内部,极易造成食物中毒或其他食源性疾病,所以要保证食品安全,烧熟煮透是烹调食品十分关键的环节。要把好食品烧熟煮透这一关,应注意下列几种菜肴的烧制。

(1)海产品,尤其是炒海虾仁(一般酒店称水晶虾仁)是食物中毒的高危食品,曾发生过多起食物中毒事件。海产品副溶血性弧菌的带菌率较高,副溶血性弧菌属嗜盐菌,在含盐 3%～3.5% 时最易生长。制作水晶虾仁时,先将虾仁上浆(用盐、料酒、味精、淀粉、鸡蛋清等原辅料拌匀)后放置数小时后再烹饪。虾仁在上浆的过程中,尤其是在夏秋季放置在室温下,副溶血性弧菌会大量繁殖。开火滑油时,一方面虾仁外表的浆液很快凝固,外表的热量较难穿透到虾仁内部。另一方面厨师为了保持虾仁的感官性状,一般滑油时间较短,不能完全杀灭致病菌。为防止这类菜肴发生食物中毒,虾仁上浆后应放置在冰箱内,开火滑油时要掌握好火候,防止里生外熟。

(2)在烹饪大块肉类尤其是带骨肉或整只家禽时,应特别留意加热程度,防止里生外熟。如厨师在制作白切鸡时,为了保持鸡肉嫩,鸡内部常带有血水,这种加热不透的做法是很危险的。

◇ 29. 制作现榨饮料及水果拼盘有哪些卫生要求?

现榨饮料是指以新鲜水果、蔬菜及谷类、豆类等杂粮为原料,在符合食品安全要求的条件下,现场制作的供消费者直接饮用的非定型包装饮品。根据原辅料及加工工艺不同,现榨饮料分为现榨果蔬汁和现榨杂粮饮品。现榨果蔬汁是指以新鲜水果或蔬菜为主要原料,经挑选、清洗、消毒、漂洗、沥干,采用现场榨汁加工,不经任何杀菌处理的非定型包装饮料。因工艺需要,现榨果蔬汁可适量添加符合食品安全标准要求的饮用水。现榨杂粮饮品是指以谷物、豆类等杂粮类为主要原料,经烘炒、研磨、蒸煮、加热等工艺,现场加工制成的非定型包装饮料。因工艺需要,现榨杂粮饮品可适量添加符合食品安全标准的饮用水、食用糖等。近年来,一些餐饮单位将浓浆、浓缩汁、果蔬粉调配而成的饮料,当做现榨饮料销售。另外,在制作现榨饮料的过程中不符合卫生标准操作要求,导致交叉污染,现榨饮料的卫生指标合格率很低。为保证现榨饮料及水果拼盘食品安全,在加工过程中应做到以下几点。

(1)浓浆、浓缩汁、果蔬粉调配而成的饮料,不得声称为现榨饮料。

(2)用于现榨果蔬汁和水果拼盘的瓜果应新鲜,未经清洗处理的不得使用。

(3)应设置布局合理的现榨饮料专用操作场

所,配备无毒、无害且符合食品安全要求的现榨饮料专用设备、用具。每餐次使用前应消毒,用后应洗净并在专间内定位存放,或存放在保洁柜内。

(4)由专人加工制作现榨饮料,操作人员在操作前应穿戴清洁的工作衣帽,洗手并进行手部消毒;操作时应佩戴一次性口罩;操作中如接触其他不洁物品后应立即洗手消毒。

(5)制作的现榨果蔬汁和水果拼盘应当餐用完。

◈ 30. 食用生食水产品有哪些卫生要求?

在我国南方沿海地区有生吃水产品的习惯,这些生食品常带有病原微生物和寄生虫,成为食源性疾病的媒介,国内外均有因食用生食水产品引发的食源性疾病群体暴发事件。应当指出,生吃水产品不是一种科学的饮食习惯,应从严控制。若要食用生食水产品应遵守以下原则。

(1)只能食用有长期食用习惯的深海水产品。淡水产品寄生虫污染严重,主要有华支睾吸虫、广州管圆线虫等,故应严格禁止生食。另外,近海岸海水副溶血性弧菌污染严重,致使近海岸海水产品带菌率高。因此,深海水产品较近海岸海水产品更安全。

(2)保持绝对新鲜。活体海产品即使带菌也不会大量繁殖,但一旦水产品死后,在适宜的温度下致病菌将会大量繁殖。故从捕捞、运输、储存等加工应实现"冷链",即保持冰鲜(0℃)状态。加工后的生食海产品应当放置在食用冰中保存并用保鲜膜分隔,加工后至食用的间隔不得超过1小时。

(3)专间加工。加工过程做到专间、专人、专用工具,既要防止海水产品污染其他熟食,也要防止对这些生食海水产品的再次污染。为避免生食海产品的可食部分在加工过程中受到污染,用于生食海产品加工的工具、容器应专用,用前应消毒,用后应洗净并在专用保洁设施内存放。从事生食海产品加工的人员操作前应清洗、消毒手部,操作时佩戴口罩。

(4)把好货源关。不得采购即食散装生食海水产品,如泥螺等。该类产品食品安全风险较大,极易引发食物中毒。如要采购即食生食海水产品,应向信誉较好的供应商采购定型包装的生食海水产品,且该供应商在销售和运输即食生食海水产品过程中符合"冷链"的卫生要求。

✣ 31. 食用剩饭菜有哪些卫生要求?

饭菜尽量当餐制作当餐供应,如有剩饭菜及非当餐食用的冷荤、凉菜食品应冷藏存放,饭菜、卤味食品等必须在 2 小时之内冷却(21℃以下)后及时放入熟食专用冰箱,加盖或用保鲜膜覆盖冷藏保存,不得存放在室温下。再次使用剩饭菜前,必须彻底加热。

在我国南方地区,米饭引发的蜡样芽孢杆菌食物中毒事件时有发生。发生原因主要是米饭在存放过程中受到蜡样芽孢杆菌污染,蜡样芽孢杆菌在含淀粉的营养环境中极易繁殖,故当米饭长时间存放在危险温度带中,蜡样芽孢杆菌会大量繁殖并产生毒素。另外,蜡样芽孢杆菌产生的毒素耐高温,一般的加热难以杀灭。为防止蜡样芽孢杆菌食物中毒,要将剩米饭及时摊开凉透后放冰箱,再次回烧时为能彻底加热剩饭,应用水煮,不宜把剩米饭掺到新蒸的米饭中或用剩饭制作炒饭等。

项目六
凉菜加工的卫生要求

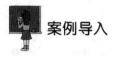 **案例导入**

凉菜加工不当引发食物中毒

　　当李丽在好再来农家乐厨房开始第一天工作时,她希望得到更多的培训,因为这是她第一次从事餐饮行业的工作。但这是繁忙的一天,没有人有时间教她有关安全加工食品的知识。她接到两项任务:一项是为今晚制作农家鸡煲的厨师准备好原材料,另一项是准备凉拌黄瓜等蔬菜的配料。就像她在家做的那样,她把鸡清洗后,在一块切菜板上仔细地将整鸡切块并装盆。当被叫去帮忙布置餐厅台面时,她正在用干毛巾擦拭切菜板。一

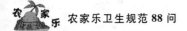

小时后开始准备凉拌黄瓜,李丽将黄瓜洗净后,放在已经切过鸡块的同一块刀板上切配。

一天后,2 个吃过李丽切配的凉拌黄瓜的员工生病,水样腹泻大约持续了 3 天。8 个同一天在该农家乐聚餐的顾客向卫生部门投诉在好再来农家乐用餐后部分人员生病。卫生部门通过现场询问调查发现,李丽在同一块菜板上制备生鸡和凉拌黄瓜。

暴发原因:李丽在上岗前并没有经过专门机构的食品安全卫生知识培训,在饭店里也没有人抽时间向李丽解释制备生食品原料和制备即食食品不能在同一块菜板上,并且,制备即食食品的刀板要清洗消毒。

 案例启示

如果饭店配备了熟食品加工专用场所及工用具,新上岗的员工经过培训并按卫生要求操作,类似这样的食品安全事故就不会发生,所产生的结果也将会大相径庭。

❖ 32. 为什么说凉菜是高风险食物?

凉菜(又称冷菜、冷荤、熟食、卤味等)是指对烹制成熟或者腌渍入味后的食品进行简单制作并装盘,一般无需加热即可食用的菜肴,属即食食品(或直接入口食品)。

凉菜类食品在制作、贮存、改刀、切配、拼配花色等过程中,与工具、容器、操作者的手接触频繁,食品受污染的机会相应增加,食用前又不再加热处理,容易引起食物二次污染。另外,凉菜类食品加工完成后,一般不会像热菜肴一样现烧现吃,如在危险温度带(5~57℃)内放置时间过长,受污染的凉菜致病菌将大量繁殖,极易引起食物中毒。因此,凉菜是高风险食物,凉菜制作过程是餐饮业食品安全关键控制环节,加工过程一定要防止菜肴污染以及控制凉菜的存放时间和温度。

❖ 33. 怎样对食物进行快速冷却?

错误的冷却方法是导致食源性疾病的重要因素之一。因食物在冷却过程中无法避免地要处于危险温度带(5~57℃)内,故在具有潜在危险性的食物烹调好之后,就应尽快将温度从 57℃ 降到

5℃以下。美国 FDA《食品法典》建议,加热食品如果不是立即食用或者用来陈列,应在 2 小时内把温度从 57℃降到 21℃,并且在 6 小时内从 57℃降到 5℃以下。我国《餐饮业和集体用餐配送单位卫生规范》规定:"在烹饪后至食用前需要较长时间(超过 2 小时)存放的食品,应当在高于 60℃或低于 10℃的条件下存放。"量大的食品及体积大的食品通常需要较长的冷却时间。例如,一锅 19 升的蒸米饭,从火炉取下放进冰箱里冷却,至少需要 72 小时,米饭的中心温度才能降到 5℃以下。为减少食品的冷却时间,可采用下列方法。

(1)使用易传热容器(不锈钢),食品在食品级金属容器中比在食品级塑料容器中冷却要快得多。

(2)把食品转移到浅盘中,浅盘中食品高度不能超过 8 厘米,或将食品转移到小容器中。冷却液体食品用的浅盘一般只应有 10 厘米的厚度。在浅盘中冷却液体食品的高度不能超过 8 厘米;冷却黏性食品时,食品高度不能超过 5 厘米。

(3)冷却时搅动食品,如将装食品的容器放在冰水里,同时搅动食品则效果更好。搅动食品可减少食品冷却时间,冰水盆有助于更快冷却。用冰水冷却食品包括两步:一是把装有热食品的容器放在一个更大的容器里,二是在大容器和小容器之间围上冰块。还可以采用联合冷却法,把食品容器放在冰盆中同时搅动食品。

◆ 34. 如何控制凉菜间的空气质量?

(1)用紫外线消毒设施对凉菜间进行空气消毒。以紫外线灯作为空气消毒装置的,为减少紫外线对从业人员的危害,要把紫外线灯开关设置在专间外,消毒时避免用眼睛直视灯管,不得在紫外线灯管下长时间停留。达到较好消毒效果的办法是班前班后无人工作时开启 30 分钟以上。为保证消毒效果,当室内温度低于 20℃ 或相对湿度大于 60% 时,应适当延长照射时间(延长至 1 个小时);每周用 95% 酒精棉球擦拭紫外线灯管一次,保持灯管清洁;消毒后进行记录(记录应有照射累计时间),紫外线灯累计使用 1000 小时或在紫外线照度低于每平方厘米 70 微瓦时及时更换。

(2)凉菜间温度保持在 25℃ 以下。室内宜使用独立空调,设温度计(图 6-1),每日检查温度计,室内温度控制在 25℃ 以下,以减缓微生物的生长繁殖;室内空调机须定期清洗空气过滤网。

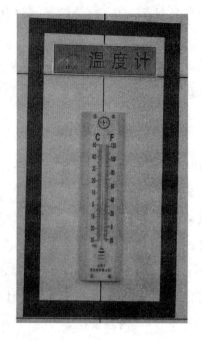

图 6 - 1　凉菜间温度计

❖ 35. 如何控制食品工用具、容器、环境及个人卫生？

（1）凉菜间内容器、工具、设备应专用并有标记，不得与厨房其他工具、容器混用，刀板的正反面分开，防止交叉污染。凉菜间的工作台面、各种食品加工用具、容器及抹布在每餐使用前应进行清洗消毒，保持洁净。消毒用品须存放于凉菜间的预进间内,定期按规定浓度配置及更换消毒液(图 6 - 2)。

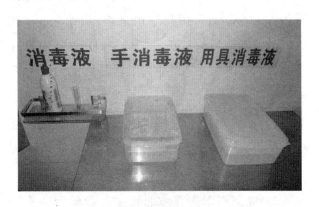

图 6 - 2 配置消毒液

(2)对菜板的卫生控制。

①菜板无破裂、凹陷。

②木墩刀板要做到物见本色、立式存放。

③菜刀、菜板的处理方法:每次在使用过程中,用洗涤液刷洗菜刀、菜板,再用清水洗净菜刀、菜板,最后用 75% 的酒精直接喷洒于菜刀、菜板表面即可使用。由于酒精的抗干扰能力差,如果被消毒物表面不清洁,则酒精起不到消毒作用,故消毒前必须洗净菜板;工作结束后宜对菜板采用蒸汽消毒;用洗涤液刷洗菜刀、菜板,再用清水洗净菜板,最后将菜板放入蒸柜中蒸 15 分

钟取出。

(3)加工盛放凉菜食品的容器、用具尽可能采用热力消毒。如采用化学消毒,可用 250ppm 有效氯的消毒液浸泡 5 分钟后冲洗,除去残留的消毒液。消毒液每 4 小时更换一次。凉菜间抹布采用化学消毒,在不使用时,浸泡在消毒液中为宜。

(4)设有与加工规模相适应的冷藏、晾货设备。保持冰箱内外清洁,定期除霜、擦拭及消毒冰箱。保持冷藏冰箱温度 5℃ 以下且不滴水。

(5)凉菜间不能存放非直接入口食品以及与凉菜制作无关的任何物品。凉菜间内整洁无杂物及个人用品。带外包装箱的定型包装食品,应将外包装拆除后方可将食品带入凉菜间。供加工凉菜用的蔬菜、水果等食品原料,未经清洗处理的,不得带入凉菜间。

(6)不得在凉菜间加工生食海水产品。因生食海水产品加工后要求放置在食用冰中保存并在 1 小时内供应,故海水产品上的致病菌——副溶血性弧菌不易生长繁殖。但副溶血性弧菌是嗜盐菌,一般冷荤、凉拌菜有一定的盐度,适宜嗜盐菌生长。一旦副溶血性弧菌污染到凉菜间,加之凉菜在制作后均会放置一段时间,这就给致病菌—

定的繁殖时间,食用被副溶血性弧菌污染的冷荤、凉拌菜易致病。

(7)为减少污染环节,凉菜间需专人、定岗操作。其他人员不得随意进出,冷菜必须经冷菜传送窗口传递。凉菜间厨师进出冷菜间及在凉菜加工过程中,均应严格按照凉菜制作人员的个人卫生操作程序,做好二次更衣、洗手、消毒等个人卫生工作。

(8)废弃物容器要密闭。做好防蝇、防鼠、防蟑螂工作,做到室内无蝇、无鼠、无蟑螂。

❖ 36. 加工凉菜的关键控制因素有哪些?

(1)冷荤食品。首先,做冷荤食品供应的热菜肴应烧熟煮透,防止里生外熟。其次,烧制后放入凉菜间,并尽可能在 2 小时内快速冷却,如不是当餐供应的冷荤食品在冷却后应及时存放于凉菜间专用冰箱内冷藏。最后,应控制食用时间,改刀熟食要当餐切配当餐食用,尽量缩短切配后的放置时间,从改刀后至供应的时间不得超过 3 小时。另外,隔夜酱卤熟食要回烧彻底。

(2)生食蔬菜、瓜果。供加工凉菜用的蔬菜、水果等食品原料应经过精选,蔬菜、水果类需在清洗蔬菜的专用水池中择好洗净后方可带入凉菜间,在凉菜间浸泡消毒(可用 1∶100 含氯消毒液浸泡 5 分钟),再将消毒液冲净后加工。

(3)因围边(打荷)菜与直接入口食品接触,且有的顾客同时把围边(打荷)菜吃掉,故围边(打荷)制作卫生要求应和凉菜制作相同。菜肴装饰的原料,使用前洗净消毒,不得重复使用。

(4)冰箱内存放的冷荤食品应放置在容器内,容器应加盖,防止叠摞,保证冰箱冷藏温度低于 5℃。并须在保存容器上标注具体的制作时间和保存日期;重新食用前,须按规定进行加工处理。

✥ 37. 外购凉菜应注意哪些卫生问题?

因外购冷荤凉菜极易导致食物中毒,建议农家乐餐饮店不外购卤味熟食,如坚持购买卤味熟食必须做到以下几点。

(1)购买当日制售的卤味熟食。

(2)卤味熟食应凉透后再装入清洁的、符合卫生标准的、密闭的食品容器或包装材料中运输。

(3)冷却后的卤味熟食不宜在常温下存放 2 小时以上,尤其是在夏季,应尽量缩短采购、运输途中的时间。卤味熟食买回后,应及时存放在冰箱内。冰箱应清洁卫生,食品的存放应防止交叉污染,冰箱内生熟食要分开存放。

(4)外购卤味熟食在制作冷盘前必须回烧彻底。

项目七
食品添加剂的管理

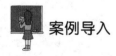 **案例导入**

2006 年 5 月 31 日,被告人高某在未取得工商营业执照及卫生许可证等证件的情况下,擅自经营个体餐饮店,制作并供应"格拉条面"、"烧鸡"等食品。期间,高某为了使自己制作的"烧鸡"等肉制品颜色好看便于出售,从老乡刘三处要来约 250克含有亚硝酸盐的"硝"作为护色剂在制作肉制品时使用。2006 年 7 月 3 日上午,高某在其餐饮店内制作"烧鸡"时,不慎将 150 克"硝"掉入并溶解于其妻邢付兰和面的水盆中。随后,不知情的邢付兰将该盆已被污染的水和入面粉中用于制作

"格拉条面",致使其制作的"格拉条面"混入了超过最大使用量的亚硝酸盐。当日中午,高某在已知"格拉条面"中含有大量亚硝酸盐后,仍予以销售,导致57人在食用该面食后出现不同程度的亚硝酸盐中毒,其中54人因病情严重入院治疗。案发后,高某主动到公安机关投案,并如实交代了犯罪事实,属自首行为,可依法从轻处罚。依照《中华人民共和国刑法》第一百四十三条、第六十七条第一款之规定,因生产、销售不符合卫生标准的食品罪,高某被判处有期徒刑六个月,并处罚金。

案例启示

如果严格按食品添加剂使用标准、卫生规范使用食品添加剂,这样的案件就不可能发生。

❖ 38. 什么是食品添加剂?

食品添加剂是为改善食品品质和色、香、味,以及为防腐和加工工艺的需要而加入食品中的化学合成或者天然物质。食品产品中添加和使用食品添加剂是现代食品加工生产的需要,对于防止食品腐败变质,保证食品供应,繁荣食品市场,满足人们对食品营养、质量以及色、香、味的追求,起到了重要作用。因此,现代食品工业不能没有食品添加剂。在食品中添加非食用物质是严重威胁人民群众饮食安全的犯罪行为,同时也是阻碍我国食品行业健康发展、破坏社会主义市场经济秩序的违法犯罪行为。长期以来,一些人混淆了食品添加剂和非食用物质的界限,将食品中添加的非食用物质(如孔雀石绿、苏丹红等)都称为添加剂,将添加非食用物质引起的食品安全事件归结为滥用食品添加剂,加深了公众对食品添加剂的误解。近年来,卫生部会同相关部门建立了违法添加"黑名单"制度,公布了五批共 47 种"违法添加的非食用物质",这 47 种物质都不是食品添加剂。农家乐餐饮单位应严格禁止使用违法添加的非食用物质。

◈ 39. 食品添加剂的使用标准是什么?

鉴于有的食品添加剂本身不一定具有营养价值,有些食品添加剂过量使用还有一定毒性,为防止滥用添加剂对消费者造成的危害,我国制定了《食品添加剂使用标准》(GB 2760),该标准规定了我国食品添加剂的定义、范畴,允许使用的食品添加剂品种、使用范围、使用量和使用原则等,要求食品添加剂的使用不应掩盖食品本身或者加工过程中的质量缺陷,或以掺杂、掺假、伪造为目的使用食品添加剂。食品添加剂按功能分为 23 个类别。GB 2760 包括 2400 个食品添加剂品种,其中加工助剂 158 种,食品用香料 1853 种,胶姆糖基础剂物质 55 种,其他类别的食品添加剂 334 种。此外,我国还制定了《食品营养强化剂使用卫生标准》(GB 14880),对食品营养强化剂的定义、使用范围、用量等内容进行了规定。目前,允许使用的食品营养强化剂约 200 种。

农家乐餐饮单位在使用食品添加剂时,必须按《食品添加剂使用标准》(GB 2760)规定使用,不得超范围、超剂量滥用食品添加剂。如柠檬黄在标准中规定可在糕点的馅料或饮料中使用,那在馒头或肉制品中使用就属于超范围使用。另外,在标准中还规定了柠檬黄在糕点的馅料中最大使用量为 0.05 克/千克,超出该剂量使用即为超剂量使用,无论超范围还是超剂量均属违法行为。

◈ 40. 怎样正确选购食品添加剂?

(1)必须在有合法资质的专业的食品添加剂

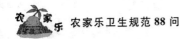

商店选购食品添加剂。

(2)采购的食品添加剂必须是列入国家标准《食品添加剂使用标准》GB 2760 的品种。不得采购国家允许使用的食品添加剂以外的非食用物质和其他可能危害人体健康的物质。如在馄饨肉馅违法添加的硼砂不在该标准的名单中,不属于食品添加剂,应严格禁止采购和使用。

(3)采购的食品添加剂必须是具有合法资质的食品添加剂生产企业生产的产品。根据《食品安全法》第四十三条的规定,"国家对食品添加剂的生产实行许可制度。申请食品添加剂生产许可的条件、程序,按照国家有关工业产品生产许可证管理的规定执行",食品添加剂生产企业必须申领省级质量技术监督局核发的食品添加剂生产许可证方可生产,故农家乐餐饮单位在采购食品添加剂时,应向食品添加剂的供货商查验所采购食品添加剂的省级质量技术监督局核发的食品添加剂生产许可证明和产品检验报告单。

(4)查验食品添加剂标签。根据《食品安全法》第四十七条的规定,食品添加剂应当有标签、说明书和包装,标签、说明书应当载明:名称、规格、净含量、生产日期,成分或者配料表,生产者的名称、地址、联系方式,保质期,产品标准代号,贮存条件,生产许可证编号,食品添加剂的使用范围、用量、使用方法,并在标签上载明"食品添加剂"字样。食品添加剂的名称应是通用名称,即《食品添加剂使用标准》、《食品营养强化剂使用卫生标准》和卫生部公告的食品添加剂名称。另外,复合食品添加剂应标示各单一食品添加剂品种通用名称和含量。故农家乐餐饮单位应了解从产品标签上识别食品添加剂的方法,如食品添加剂的标签、说明书标注的内容不符合上述规定,尤其是无"食品添加剂"字样的,不得采购及使用。

❖ 41. 怎样正确使用食品添加剂?

(1)必须按照《食品添加剂使用标准》GB 2760中规定的使用范围和使用量使用食品添加剂。

为防止超范围、超剂量使用,使用食品添加剂的人员需经过专业培训,在确认所添加的物质是属于食品添加剂范畴后,还应确认拟添加的食物种类是否是该添加剂国家允许添加的食品种类,以及允许在该食品中的最大使用量。在进行配料时,应使用食品添加剂专用称量工具,严格按照使用范围及使用量使用,并有详细的配料记录(图

7-1)。具体记录内容见表 7-1。

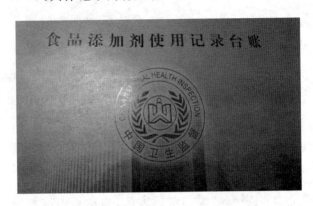

图 7-1 食品添加剂使用记录

表 7-1 食品添加剂使用情况记录

日期	时间/餐次	食品添加剂		被添加的食品主要原料		被添加的食品成品名称（如馒头、蛋糕等）	使用人	备注
		名称	用量（克或毫升）	名称（如肉、面粉等）	数量（公斤或升）			

　　（2）食品添加剂应存放在固定的场所（或橱柜）并上锁，储存场所上应标示"食品添加剂"字样，并有专人保管（图 7-2）。

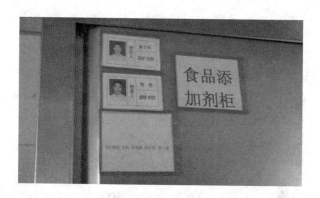

图 7 - 2　食品添加剂柜

（3）注意食品添加剂的保存条件及有效期限。食品添加剂具有单次使用量少、使用时间长的特点，往往一个独立包装的食品添加剂可能会用一年甚至几年，因此在保存食品添加时要采取密闭、防尘、防潮等措施。使用食品添加剂时一定要认真查看食品添加剂的生产日期和保质期限，不得使用过期或变质的食品添加剂。

◈ 42. 餐饮业使用食品添加剂的常见问题有哪些？

（1）超范围使用食品添加剂。超过 GB 2760 规定的食品种类范围使用食品添加剂是造成违法使用食品添加剂的主要原因之一，在餐饮单位发现有在肉制品中添加柠檬黄、日落黄、橙黄、胭脂红色素,在馒头中添加柠檬黄色素的现象,按 GB 2760 规定该类色素是不允许加到肉制品和馒头中去的。较多见的现象是餐饮单位在烧制后的鸡肉表面使用柠檬黄或日落黄,从而将普通鸡当所谓的"三黄鸡"供应,在馒头发面中加柠檬黄来冒充玉米馒头。另外,还有用二氧化硫熏馒头,在菜肴的汤汁中加食用色素等超范围使用食品添加剂的案例。

(2)超剂量使用食品添加剂。餐饮业中超过 GB 2760 规定的剂量使用食品添加剂,问题最严重的是油条。据 2008 年全国污染物监测数据显示:油炸面制品铝残留量超标率为 57.4%,平均超 3.42 倍,最高达 79.00 倍。主要原因是传统油条配方中,用明矾(硫酸铝钾)作为膨松剂,致使成品中铝残留量超限量标准。近年来,食品安全监管部门要求餐饮单位改变油条传统加工配方,选择在 GB 2760 中可在各类食品中按生产需要适量使用且无残留限量要求的膨松剂碳酸氢钠和碳酸氢铵(无铝配方)替代明矾。有报道称金华市卫生监督所在推广油条"无铝配方"后,使油条铝残留合格率从 5% 提高到 100%,彻底解决了金华市区油条中铝超标问题。

　　餐饮业中使用食品添加剂危害最严重的是肉制品中亚硝酸盐超过 GB 2760 规定的使用限量,这类案件虽然所占比例不高,但亚硝酸盐使用一旦过量,极易造成消费者食物中毒,甚至危及生命,在我国也曾发生制售使用发色用的亚硝酸盐的肉制品而导致食用者死亡的案例。造成餐饮业超过 GB 2760 规定的剂量使用食品添加剂的主要原因是多数餐饮单位不使用称量工具,凭经验随意添加,且使用过程也无记录。

　　(3)使用的食品添加剂不符合安全要求。主要问题是餐饮单位使用未经省级以上监管部门核发的食品添加剂生产许可证的产品,有的甚至将工业级产品当做食品级产品来用。不符合安全要求的食品添加剂主要有用于肉制品嫩肉作用的膨松剂(碳酸氢钠等)和生物酶、酸度调节剂(碳酸钠)、具有肉制品增白作用的过氧化氢等。这些添加剂同时存在标签标志缺项严重的问题。

　　(4)添加非食用物质。近年来媒体报道的餐饮单位违法添加非食用物质的案例主要有馄饨肉馅中加入硼砂,火锅中使用罂粟壳,甲醛处理黄喉、血豆腐和鸭肠等火锅原料。

项目八
清洁和消毒的卫生要求

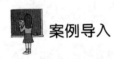 **案例导入**

存放即食食品的容器不清洗消毒引发食物中毒

　　某旅游团带了 28 位游客在某景点旁边的农家饭店就餐。在就餐后的 14—28 小时之内,有 12 人出现呕吐和腹泻症状。12 位病人的粪便样品中有 7 份检出沙门氏菌。经进一步追查,发现在该饭店同日就餐的还有 4 人也发病了,发病者也均检出沙门氏菌。这些病人与该旅游团 28 位游客食用的相同食物仅为香椿炒鸡蛋。

　　调查结果表明中毒食物是香椿炒蛋。原因是厨师炒熟鸡蛋后,怕浪费残留在盆底上的生鸡蛋液,又把炒熟的鸡蛋倒回盛生鸡蛋的盆内拌了拌,结果将生鸡蛋上的沙门氏菌污染到熟香椿炒蛋上。当日接待的团队游客较多,厨师在上午10:00就将香椿炒蛋等部分菜肴烧好后放在厨房,当日厨房室内温度30℃以上,该团队游客的就餐时间是13:00,污染了沙门氏菌的香椿炒蛋在室温下存放3小时,从而导致沙门氏菌的大量繁殖而引发食物中毒。另外发病的4人,当日晚餐在该饭店就餐,其中香椿炒蛋是中午剩下后未回烧的菜肴。

食物中毒暴发原因:炒鸡蛋放在存放生鸡蛋的容器内,从而引起生熟食品的交叉污染;炒鸡蛋在室温下存放导致致病菌大量繁殖;隔餐食物未彻底回烧。

 案例启示

存放即食食品的容器必须清洗、消毒。食物烧制后应尽快食用,或快速冷却后放冰箱存放。隔餐食物要彻底回烧。

◈ 43. 餐用具清洁和消毒有哪些卫生要求?

清洁和消毒是餐饮加工过程中防止污染的重要措施之一,是两个不同用途的相区别的过程。清洁是清除设备和用具表面的污垢与食物残渣。消毒是对先前已经清洁过的表面进行处理,将致病微生物的数量减少到安全水平。清洁是消毒的基础和准备,凡需要消毒的物品必须清洁,清洁可除去大部分微生物,清洁不好将影响消毒效果。在餐饮单位需要清洁消毒的物品包括容器、工具、餐饮具、生食蔬菜、水果和加工人员的双手等,具体卫生要求如下。

(1)食品容器、用具要符合卫生要求。一是材质要符合食品卫生标准要求,食品容器尽可能使用不锈钢材质,塑料容器应使用食品级的塑料制品,不得使用日常生活用的塑料制品存放食物。二是接触食品面要平整、光滑,如使用木质菜墩常会出现凹陷、裂缝,不易清洗消毒。因此,应及时整修或废弃已出现食品安全问题的工用具。三是要保持清洁卫生,工用具使用后应立即清洗并保洁。四是要专用,食品工用具不得与家庭生活洗涤用具混用,严禁将存放或使用过农药、化肥等有毒有害化学物品的容器、用具用于存放或加工食品。生食品用具和熟食品用具应分开使用及存放。

（2）手工清洁餐饮具宜使用两个洗刷池，一个池浸泡洗刷，一个池冲淋漂洗。另外，如果使用化学消毒方法，还应有消毒池。餐饮具的洗刷必须用专用水池，不宜与清洗蔬菜或肉类等食品原料的水池混用。

（3）洗涤、消毒餐饮具所使用的洗涤、消毒用品必须符合食品用洗涤、消毒用品的卫生标准和要求。

（4）存放直接入口食品的容器及加工凉菜用的工用具、容器应专用，用前必须消毒，未经消毒的工用具、容器不得使用。

（5）餐具、茶具在使用前必须清洗消毒。对一次性使用的餐饮具，在使用后必须废弃，禁止重复使用。

（6）消毒后的餐饮具必须存放在专用的餐饮具保洁橱（柜）内备用，保洁橱（柜）应有明显的标志（图8-1）。

（7）每餐收回的餐饮具、用具，立即进行清洗消毒，不隔餐、不隔夜。

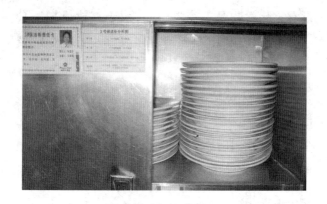

图 8 - 1 保洁橱

（8）工作结束后，应对工用具、台面、水池清洗整理干净，及时清理泔水桶。将各类物品按标志位置存放。

❖ 44. 怎样对餐饮具进行清洁和消毒？

（1）清洁方法。

①除食物颗粒。在放入清洗剂之前先擦拭和用水冲洗掉在设备与用具上的食物颗粒。

②使用清洁剂。清洗前可将餐饮具、工具、小的设备、零部件浸泡在水池中的清洁液中，如用温水效果更好，这样可以增加人工清洗效果；对桌面、台面、固定的设施等，可将清洗剂喷洒在设备表面，再擦拭清洁。

洗刷餐饮具推荐用尼龙刷,尼龙刷每次使用后都应洗净并晾干。不要用金属、毛竹材质的用具洗刷食品接触面,因为来自这些材料的小金属屑和毛竹片可能进入食物而造成一种物理危害。洗刷一些表面粗糙、有缝隙的物品和设备,应使用专门的刷子。

　　③漂洗。清洗后马上用流动水,有条件的最好用热水,彻底漂洗掉设备、用具表面的清洗剂溶液。这一步很重要。一方面,残存的清洗剂可能会对人体造成危害,我国餐饮具卫生标准中,对餐饮具的清洗剂残留量规定了检测限量。另一方面,如漂洗后的餐具还要继续化学消毒,则洗涤剂能对随后使用的消毒剂的杀菌效率产生干扰。

　　④洗刷后的物品应保持清洁、干燥。

　　(2)消毒方法。与化学消毒法相比,热消毒法能穿透细小的缝隙和缺口,对金属表面无腐蚀性且没有残留,故建议尽可能使用热消毒法,农家乐餐饮店宜采用煮沸或用电子消毒柜、蒸汽柜消毒的方法。

　　①煮沸消毒。应配备专用餐具消毒炉灶、餐具消毒锅及可滤水的筛篮,当消毒锅内的水煮沸后放入装有餐具的筛篮,等锅内的水再次煮沸并

保持 2 分钟以上,即可将筛篮拿出。

②蒸汽消毒。把物品放入蒸箱内,使温度上升到 100℃,保持 10 分钟以上。蒸箱密闭性能要好,否则影响效果。

③电子消毒柜消毒。配备的电子消毒柜的容积应能满足餐具消毒的需要,一般至少应配备容积在 380 升以上的餐具消毒柜。

④餐具自动化清洗消毒设备。对大型农家乐餐饮单位,建议采用餐具清洗、消毒一体机,可提高工作效率,保证清洗消毒工作的质量。

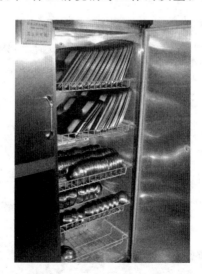

图 8－2 消毒餐具反扑放置

无论采用上述哪种消毒方法,消毒时餐具应反扑放置(图 8-2),以防餐具积水。经过热力消毒的餐具,待自然冷却后餐具应为干燥光亮,如消毒后的餐具有水迹,说明消毒不符合卫生要求。不应使用手巾、餐巾擦干餐具,以避免受到再次污染。

◇ 45. 采用化学消毒法有哪些注意事项?

对难以使用热力消毒的工具、食品容器,如凉菜间专用的存放卤味熟食的盆、桶、食品保鲜盒等应采用化学消毒法,采用化学消毒法应注意下列事项。

(1)待消毒的物品在消毒前应洗净,避免油垢影响消毒效果。

(2)消毒餐用具使用含氯消毒液的,浓度应为含有效氯 250 毫克/升(又称 250ppm)以上,餐用具要全部浸泡入液体中,时间 5 分钟以上。

(3)化学消毒后的餐用具应用净水冲去表面的消毒剂残留。

(4)使用的消毒剂应在保质期限内,并按规定的温度等条件贮存,粉剂和片剂不可受潮。

(5)严格按规定浓度进行配制,固体消毒剂应充分溶解。

(6)为保证消毒液的浓度达到消毒要求,对连续使用的消毒液可用检测试纸测量消毒液浓度。配好的消毒液要定时更换,一般至少每 4 小时更换一次。

✿ 46. 怎样配制消毒液?

不同的消毒液配制方法及浓度要求均不同,但无论哪种消毒产品,均应严格按其标准方法及计量配制。下面以每片含有效氯 0.25 克的漂粉精片配制 1 升,有效氯浓度为 250 毫克/升的消毒液为例。

(1)在专用消毒容器中事先标好 1 升的刻度线。

(2)容器中加水至满刻度。

(3)用一小容器,放入少量水及 1 片漂粉精片,充分碾碎后加入专用消毒容器中。

(4)搅拌至药片充分溶解。

(5)配置消毒液的水可用自来水,但不可用温水,更不能用开水。

项目九
环境卫生的要求

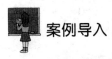 案例导入

改正问题，重新开业

　　某县食品药品监督管理局批准了当地某农家饭店重新营业的申请。一周前，该农家饭店因苍蝇密度高而被关闭。

　　在接到消费者投诉该农家饭店的米饭中有苍蝇后，食品药品监督管理局的官员已经是第二次对该饭店进行检查，检查中发现第一次检查要求其整改的问题仍然存在：厨房间苍蝇密度高（每视眼达 6 只以上），纱门纱窗破损，在距饭店不足 15 米处有一只开放式的粪缸。

当地食品药品监督管理局在第二次检查后，因该饭店违反了《食品安全法》第二十七条，依据第八十七条规定，对该饭店作出了责令停业并罚款 2000 元的行政处罚。

在停业整改的过程中，该饭店采取了一些纠正措施。清除了室外不远处的开放式的粪缸，修补了所有餐饮加工场所破损的纱门纱窗，对室内外环境进行了彻底的清扫，清除了所有不需要的物品。

监管人员重新检查了该饭店，提出只要在餐厅内再安装一只灭蝇灯，所有的垃圾桶清洗干净并加盖，达到这些要求后便可以开业。

 ## 案例启示

环境卫生不洁不仅引起消费者不满，还将受到行政处罚。

◆ 47. 怎样制订清洁计划?

不洁的食品容器、用具及设备因直接与食品接触可造成食品污染。地面、墙壁、下水道等其他非食品接触面上的食物残渣或灰尘可给微生物提供适宜的生长环境,这些微生物可以偶然被食品从业人员携带转移到食品中去引起食品污染。因此,无论是食品容器、用具、设备还是对环境均应当建立并实施一个定期的清洁计划才能保持清洁卫生。农家乐业主在制订清洁计划时应包含下列内容。

(1)建立清洁责任区,使每个场所、每件设施设备均有责任人,每个员工均有清洁责任区。

利用本企业的平面图,对所有作业范围(包括食品处理区、非食品处理区和就餐场所)明确标示各功能间或区域的清洁责任人或责任班组,各责任区域应有细化的定置图,即定位到每个最小区域,每件设施设备都要落实固定的责任人(图9-1、9-2)。公共区域可确定某个岗位(班组)或某人包干责任,或者采用轮值的方法,不管采用何种方法,都必须切实有明确的责任人负责该区域的清洁卫生。

(2)制订对各种不同场所、设施和设备的清洁程序。确定清洁时使用的用具及具体方法,规定设施和设备应当被清洁的时间及频率,具体可参照表9-1。

农家乐卫生规范 88 问

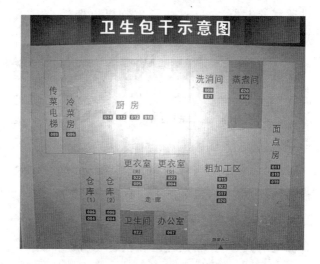

图 9-1　卫生责任包干总平面图

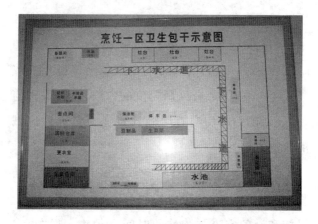

图 9-2　各部门(区域)责任包干图

表 9-1　推荐的场所、设施、设备及工具清洁计划

项　目	频　率	使用物品	方　　法
地　面	每天完工或有需要时	扫帚、拖把、刷子、清洁剂及消毒剂	1. 用扫帚扫地 2. 用浸过清洁剂、消毒剂的拖把拖地 3. 用刷子刷去余下污物 4. 用水彻底冲净 5. 用干拖把拖干地面
排水沟	每周一次或有需要时	铲子、刷子、清洁剂及消毒剂	1. 用铲子铲去沟内大部分污物 2. 用水冲洗排水沟 3. 用刷子刷去沟内余下污物 4. 用清洁剂、消毒剂洗净排水沟
墙壁、天花板（包括照明设施）及门窗	每月一次或有需要时	抹布、刷子及清洁剂	1. 用干布除去干的污物 2. 用湿布抹擦或用水冲刷 3. 用清洁剂清洗 4. 用湿布抹净或用水冲净 5. 风干
冰　箱	每周一次或有需要时	抹布、刷子及清洁剂	1. 清除食物残渣及污物 2. 用湿布抹擦或用水冲刷 3. 用清洁剂清洗 4. 用湿布抹净或用水冲净 5. 用清洁的抹布抹干或风干

续　表

项　目	频　率	使用物品	方　法
工作台及洗涤盆	每次使用后	抹布、清洁剂及消毒剂	1. 清除食物残渣及污物 2. 用湿布抹擦或用水冲刷 3. 用清洁剂清洗 4. 用湿布抹净或用水冲净 5. 用消毒剂消毒 6. 风干
工具及加工设备	每次使用后	抹布、刷子、清洁剂及消毒剂	1. 清除食物残渣及污物 2. 用水冲刷 3. 用清洁剂清洗 4. 用水冲净 5. 用消毒剂消毒 6. 风干
排烟设施	表面每周一次或有需要时	抹布、刷子及清洁剂	1. 用清洁剂清洗 2. 用刷子、抹布去除油污 3. 用湿布抹净或用水冲净 4. 风干
废弃物暂存容器	每天完工或有需要时	刷子、清洁剂及消毒剂	1. 清除食物残渣及污物 2. 用水冲刷 3. 用清洁剂清洗 4. 用水冲净 5. 用消毒剂消毒 6. 风干

（资料来源：卫生部《餐饮业和集体用餐配送单位卫生规范》）

（3）制定清洁标准。场所内墙面、屋顶无积尘、蜘蛛网;墙面、屋顶、门窗等无破损、发霉、发黑;工作台面、物品架(柜)、仓库物品摆放整齐清洁;除粗加工、餐具洗消间外地面无明显水渍;墙面、地面无油腻,走路不沾脚;油烟罩、排烟管表面光亮、无油污;餐具清洗后表面无残渣、无油腻,热力消毒后餐具表面无水渍;下水道定期清理,无沉积污水、污物;各功能区域内无"四害";固体废弃物分类整理、当日清运,工作现场垃圾桶加盖、表面清洁。

✤ 48. 怎样正确使用和存放清洁用具?

餐饮单位常用到的清洁工具是尼龙刷、抹布、擦洗球、扫帚、拖把、水桶、软管,通常清洁使用的日用品是清洁剂和消毒剂。为防止交叉污染,使用和存放清洁用具应注意如下几点。

(1)清洁工具和洗、消剂应当集中储存在远离食物及厨具的专用区域(图 9-3)。倾倒拖把的污水和刷洗拖把、刷子等洁具均应在专用清洁工具的清洗拖把池中操作。洗手、制备食物及洗碗所用水池不要用于清洗拖把。

(2)从大包装中分装出的化学物品,容器外必须自制标签,标示内容物的通用名并能清晰地鉴

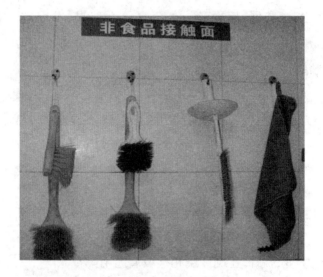

图 9-3　清洁工具分类集中悬挂存放

别出来。曾用于存放化学物品的容器不得用来存放食物。

（3）抹布的正确使用和存放。擦洗熟食制备区、生食制备区、地面的抹布必须互不接触。每天都要将抹布洗净。餐饮业使用抹布常用来清除溢出物，为了减少使用间隔期间细菌的滋长，该抹布应当放在常备的消毒液中，存放使用抹布的消毒液容器应放置在不会污染食品的地方，抹布必须定期更换，并且不得用于擦溢出物以外的其他用途。

◆ 49. 厨房垃圾处理有哪些卫生要求？

(1)建立垃圾清运处理制度,明确责任人、清运处理方法等。

(2)设置餐橱废弃物临时集中存放设施,其结构应密闭,能防止害虫进入、孳生且不污染环境;废弃物放置场所不得有不良气味或有害(有毒)气体溢出,应防止有害昆虫的孳生,防止污染食品、食品接触面、水源及地面;废弃物至少应每天清除1次,清除后的容器应及时清洗,必要时进行消毒。

(3)可能产生废弃物的场所均应放置垃圾桶,垃圾桶应配有盖子,坚固及不透水,无有害动物侵入、无不良气味或污水溢出,光滑以便于清洗;食品加工过程中废弃的食用油脂应集中存放在有明显标志的容器内(图9-4)。

(4)将餐厨废弃物交给经相关部门许可或备案的餐厨废弃物收运、处置单位或个人处理。严禁乱倒乱堆餐厨废弃物,禁止将餐厨废弃物直接排入公共水域或倒入公共厕所;不得用未经无害化处理的餐厨废弃物喂养畜禽。

(5)建立餐厨废弃物管理台账制度。餐厨废弃物产生、收运、处置单位要建立台账,记录餐厨废弃物的种类、数量、去向、用途等情况。

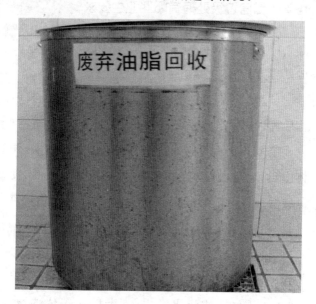

图 9-4　废弃油脂集中存放桶

◈ 50. 怎样开展除虫灭害的日常管理工作?

(1)保持加工经营场所内外环境整洁,消除老鼠、蟑螂、苍蝇和其他有害昆虫及其孳生条件。

(2)采用风幕、纱窗、暗道、黏鼠板或鼠夹、灭蝇灯、水封等措施,防止虫害进入加工和用餐场所。

(3)门、窗应装配严密,应能自动关闭;与外界直接相通的门和可开启的窗应设防蝇纱网或设置空气幕。

（4）灭蝇灯悬挂于距地面2米左右高度，且与食品加工操作保持一定距离。

（5）排水沟出口和排气口应有网眼孔径小于6毫米的金属隔栅或网罩。

（6）制定对诱饵站、捕鼠器、粘板、灭蝇灯日常管理的制度，由专人定期检查防虫害装置。场所内如发现有害动物存在，应追查和杜绝其来源。

✧ 51. 采用药物除虫灭害有哪些卫生要求？

（1）由经过专业培训的人员严格按规定使用杀虫剂，可与乡镇、村爱卫会联系，聘请专职虫害、鼠害防治员进行除虫灭害。

（2）建立允许使用的杀虫剂、鼠药的清单，并说明适用地点和使用方法；食品加工场所内不得使用鼠药。

（3）对采购的药物应有详细记录，并保留主管部门批准生产、销售、使用的证明，记录药物主要成分、毒性、使用剂量和注意事项。

（4）存放杀虫剂、鼠药等有毒有害化学品的容器必须带有清晰的生产商标签；应存放在食品生产经营场所以外的单独区域，并放置在带锁的

111

橱柜内,由专人上锁保存。

(5)建立使用登记制度,各种有毒有害物品的使用应有详细记录,包括使用人、使用目的、使用区域、使用量、使用及购买时间、配制浓度等。使用后应进行复核,并按规定进行存放、保管。

(6)除虫灭害实施时对各种食品(包括原料)应有保护措施;不得污染食品、食品接触面及包装材料,使用后应将所有设备、工具及容器彻底清洗。

项目十
从业人员的卫生要求

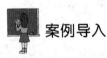 案例导入

厨师不遵守个人卫生制度引发食物中毒

一家农家饭店被指控与发生的一起农村"上梁酒"引发的食物中毒有关。这家农家饭店接待了同村张某家办的四桌"上梁酒",共有 39 人就餐。用餐 24 小时后,陆续有 15 人出现了腹痛、腹泻血样便、发热等症状。经实验室检验,从厨师的肛试、病人的粪便及厨师制作的卤味食品中均分离到志贺氏菌。经调查,该加工卤味的厨师近期一直出现腹泻症状,并且该厨师一般穿工作服上厕所,上厕所后不洗手。

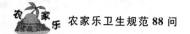

暴发原因分析：由于厨师是志贺氏菌的带菌者，加之厨师有便后不洗手的不良卫生习惯，使卤味食品受到了志贺氏菌污染。

 案例启示

只要该饭店及时发现厨师有可能患有有碍食品安全的疾病，并立即调离接触直接入口食品的岗位，同时，厨师如果养成良好的个人卫生习惯，也就不会发生此类由从业人员带菌污染食物而引发的食品安全事件。

◈ 52. 怎样开展从业人员健康管理工作？

《食品安全法》第三十四条规定："食品生产经营者应当建立并执行从业人员健康管理制度。患有痢疾、伤寒、病毒性肝炎等消化道传染病的人员，以及患有活动性肺结核、化脓性或者渗出性皮肤病等有碍食品安全的疾病的人员，不得从事接触直接入口食品的工作。食品生产经营人员每年应当进行健康检查，取得健康证明后方可参加工作。"《食品安全法实施条例》第二十三条规定："食品生产经营者应当依照食品安全法第三十四条的规定建立并执行从业人员健康检查制度和健康档案制度。从事接触直接入口食品工作的人员患有痢疾、伤寒、甲型病毒性肝炎、戊型病毒性肝炎等消化道传染病,以及患有活动性肺结核、化脓性或者渗出性皮肤病等有碍食品安全的疾病的,食品生产经营者应当将其调整到其他不影响食品安全的工作岗位。"为减少患病的食品从业人员带来的风险,农家乐业主应按照食品安全法律、法规的要求,建立并执行从业人员健康检查制度和健康档案制度,做好下列工作。

(1)对新招聘的食品从业人员,均应查验并统一保管有效健康合格证明,不得雇用无食品从业人员健康合格证明的人员;每年组织老员工进行健康复检,保留健康合格证明。

(2)开展对员工健康状况的主动监测工作。一是建立从业人员健康申报制度。要求员工在发生可能患有有碍食品安全的疾病时,必须主动向业主报告。二是建立从业人员健康状况的检查制度,农家乐管理者应在日常的管理工作中主动监测从业人员的健康情况。一旦发现员工有不适合从事直接入口食品工作的疾病应及时采取控制措施。

（3）及时采取控制措施。当从业人员诊断出患有伤寒沙门氏菌、志贺氏菌、甲型病毒性肝炎、戊型病毒性肝炎等食源性传染病，因这些疾病很容易经过食品传播，对健康产生危害，故业主应向当地食品药品监督管理局汇报，同时负责把患病者调离食品加工岗位，及时治疗疾病。只有当疾病治愈后，凭医疗机构开具的健康证明，方可重新开始工作。

当从业人员出现消化道疾病（如呕吐、腹泻、发烧、喉咙痛、黄疸）或化脓性疾病（如疔疮，未包扎伤口或伤口正排脓），必须调离或重新分配到不接触直接入口食品，也不接触清洁的食品加工设备、厨具、桌布及未包装的专用餐器具的岗位，等到上述症状消失后方可恢复原工作。

金黄色葡萄球菌经常出现在被感染的伤口、刀伤和脓疱上，因此，感染的伤口要用干燥、牢固、不渗透的绷带包好，手上的刀伤和烫伤必须认真包扎并带上一次性手套。

如果从业人员直接或间接与患沙门氏菌、志贺氏菌、甲型肝炎病毒等病人有过接触，应暂时调离食品加工岗位，经医学检验未检出不得从事食品加工的病原菌，方可恢复原工作。

（4）做好相应的有食品从业禁忌症人员的调离或疾病康复后重新上岗的记录工作。

◈ 53. 怎样建立从业人员健康申报制度？

农家乐业主应将不适合从事直接入口食品工作的疾病种类以及一旦可能患有这些疾病时应当及时报告的规定告知每一个员工，要求员工在发生下列情况时，必须向业主报告。

（1）当诊断出患有伤寒沙门氏菌、志贺氏菌、甲型病毒性肝炎、戊型病毒性肝炎、活动性肺结核；

（2）当从业人员出现消化道疾病（如呕吐、腹泻、发烧、喉咙痛、黄疸）或化脓性疾病（如疔疮，未包扎伤口或伤口正在排脓）等有碍食品卫生的疾病；

（3）从业人员直接或间接与患伤寒沙门氏菌、志贺氏菌、甲型肝炎病毒等病人有过接触。

为强化员工健康申报的责任意识，有效落实从业人员健康申报制度，农家乐业主与员工签订《职工患病报告协议书》是一种较好的管理方式，《职工患病报告协议书》的制作方式可参考表10-1。

表 10 - 1 职工患病报告协议书

为保障本单位供应的餐饮食品安全,如果我在工作期间患有下列任何一种疾病,我保证向管理人员报告:

1.痢疾、伤寒、甲型病毒性肝炎、戊型病毒性肝炎等消化道传染病,以及患有活动性肺结核、化脓性或者渗出性皮肤病。

2.腹泻。

3.呕吐。

4.发烧。

5.喉咙痛。

6.皮疹或其他皮肤病(刀伤和烫伤等)。

7.眼、耳或鼻溢液。

如不遵守该协议书,本人愿意按规定接受处罚。

签名　　　　　　　日期　　　年　　月　　日

✿ 54.为什么要开展从业人员的培训工作?

(1)我国现行的法律、法规均对食品从业人员食品安全知识培训做了明确的要求。

《食品安全法》第三十二条规定:食品生产经营企业应当建立健全本单位的食品安全管理制度,加强对职工食品安全知识的培训,配备专职或者兼职食品安全管理人员,做好对所生产经营食品的检验工作,依法从事食品生产经营活动。

《餐饮服务食品安全监督管理办法》规定:餐饮服务提供者应当依照《食品安全法》第三十二条的规定组织从业人员参加食品安全培训,学习食品安全法律、法规、标准和食品安全知识,明确食品安全责任,并建立培训档案;应当加强专(兼)职食品安全管理人员食品安全法律法规和相关食品安全管理知识的培训。应对新参加工作及临时参加工作的从业人员进行卫生知识培训,合格后方能上岗;在职从业人员应进行卫生培训,培训情况应记录。

(2)培训是餐饮单位必要和重要的投资,可以有效控制食源性疾病。据报道,超过80%的食源性疾病可以被归咎于员工没有遵循正确的卫生操作程序。只有通过培训,让从业人员学会正确地控制时间和温度,养成良好的个人卫生习惯和控制交叉污染才能预防食源性疾病。

改善顾客的满意度。顾客想要优质的服务和卫生安全的食品。经过良好培训的员工可以为顾客提供他们所期望的服务。满意的顾客会作为回头客而经常光顾,从而有助于你的生意兴隆。

降低成本提高效率。经良好培训的员工比新员工的失误要少得多,这大大降低了经营成本。培训的结果是产品质量和全体员工工作效率的提高。这又可转变成更高的顾客及员工满意度和更好的工作环境。

◈ 55. 食品从业人员个人卫生有哪些要求？

(1)保持良好个人卫生。尤其要保持手的清洁卫生,严格洗手程序:在操作前、便后以及接触不洁物后应洗手,接触直接入口食品时,还应进行手消毒;工作时应穿戴清洁的工作服;为防止头发混入食品,戴工作帽,且头发不得外露;不得留长指甲,涂指甲油;不得佩戴饰物,如珠宝、戒指、手链、挂件、手表等。

(2)凉菜间需专人、定岗操作。非凉菜厨师不得擅自进入凉菜间。不得在凉菜间内从事与凉菜加工无关的活动。进入凉菜间前应在预进间(区域)进行二次更衣,更换凉菜间洁净的工作衣帽,再将双手洗净消毒方可进入凉菜间。工作中遇事需要走出凉菜间,应在预进间内脱掉二次更衣工作服后方可出去。工作时应戴口罩,为防止口腔和鼻腔内的致病菌污染食品,戴口罩应把鼻子和口腔全部遮住。手直接接触凉菜时,应使用一次性手套。冷菜间工作服每日清洗更换,并按标示位置挂放,避免污染。

(3)应规定可以存放在食品处理区域内的员工私人物品种类,如水杯、毛巾,同时明确放置位置,使食品处理区域内的员工私人物品定位存放(图 10-1)。除规定的应定位存放的私人物品外,员工的个人物品一般不允许带入食品处理区,业主应给员工提供存放个人物品的地方,如带锁的柜子。

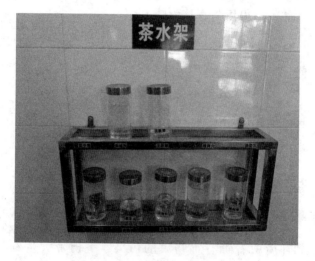

图 10-1　员工茶水杯集中存放处

(4)操作人员上厕所必须脱下工作服;离开厨房不得穿工作服,不得在食品加工场所或销售场所内吃食品,严禁在食品处理区域吸烟、随地吐痰、乱扔废弃物及其他可能污染食品的行为。

(5)接触直接入口食品时不得用手直接接触,需戴好一次性手套或用食品夹子夹已加工好的食品,要切记食品一旦加工完成就再也不要用手直接抓。拿餐、饮具时应握住不接触食品的部位,端盘子时手指不应接触盘子内部。

(6)不要在未加盖的食品上打喷嚏、咳嗽,因口腔内可能存在的致病菌可通过喷嚏或咳嗽污染食品。不得用勺直接尝味。

(7)手上伤口及时处理,化脓伤口不得接触食品,非化脓伤口应用防水物包裹。

(8)外来人员不得擅自进入食品处理区;进入食品处理区的非加工操作人员,应符合现场操作人员卫生要求。

✿ 56. 食品从业人员手的清洗消毒有哪些要求?

手是人类生产生活活动的重要工具,容易受到环境中有毒有害物质的污染。手携带大量细菌,厨师肠道内或皮肤上的致病菌也很容易通过手污染到食品中,从而引起食源性疾患。

(1)正确的洗手方法。在水龙头下先用水(最好是温水)把双手润湿→连续两次按动液体肥皂盒使两大滴(约 5 毫升)的液体肥皂滴入掌心→用肥皂摩擦双手正反面及手指缝约 15 秒(必要时,以干净卫生的指甲刷清洁指甲)→再用约 10 秒的时间在水龙头下面冲洗干净→用干净纸巾擦干→关闭水龙头(手动式水龙头应用肘部或以纸巾包裹水龙头关闭)。千万不要用围裙或抹布擦手。

(2)正确的手消毒方法。清洗后的双手在消毒剂水溶液中浸泡20—30秒,注意保证消毒水清洁并保持有效浓度。另外,还可采用涂擦消毒剂的方法,注意涂擦消毒剂后应充分揉搓 20—30秒。

(3)一次性手套的正确使用。食品从业人员在接触即食食品时,为防止食品污染应戴上一次性手套。手套避免了手和食品的直接接触,但所用手套不能渗漏。一次性手套就像第二层皮肤,可以感染手的细菌同样可以感染一次性手套。因此,在需要洗手的环节,必须更新一次性手套。例如,戴着一次性手套加工生食品,接着加工即食食品时,必须扔掉原来的手套,洗手并换上一副新手套。切记一旦脱下一次性手套,就必须扔掉,不要重复使用和清洗一次性手套。

(4)接触即食食品的人员在以下情形应洗手。

①开始工作前;

②处理食物前;

③上厕所后;

④处理生食物后；

⑤处理弄污的设备或饮食用具后；

⑥咳嗽、打喷嚏或擤鼻子后；

⑦处理动物或废物后；

⑧触摸耳朵、鼻子、头发、口腔或身体其他部位后；

⑨从事任何可能会污染双手活动（如处理货项、执行清洁任务）后。

❖ 57. 从业人员工作服管理有哪些要求？

（1）工作服（包括衣、帽、口罩）宜用白色（或浅色）布料制作，也可按其工作的场所从颜色或式样上进行区分，如粗加工、烹调、仓库、清洁等。每名从业人员应有两套或两套以上工作服。待清洗的工作服应放在远离食品处理区域。

（2）工作服应根据清洗保洁制度，定期进行更换。接触即食食品人员的工作服应每天更换；接触生食品的工作服与接触即食食品的工作服应分开，例如戴着围裙加工生食品，如果要接着加工即食食品就应换上一条刚洗过的干净围裙；不要用围裙、工作服擦手，这样会污染围裙和工作服。工作服和围裙可减少微生物污染无包装食品的机会。但是,要记住防护服装和一次性手套一样,一旦被污染就失去了保护食品的作用。

(3)帽子是用来防止从业人员用手触摸头发,同时避免头发掉进食品内或掉到食品表面。食品从业人员戴工作帽应确保头发不外露,使其不能与无包装食品、清洁设备、厨具及无包装的专用物品接触。加工凉菜食品时应戴口罩,为防止口腔和鼻腔内的致病菌污染食品,戴口罩应把鼻子和口腔全部遮住。

项目十一
农家乐饮食店的卫生管理

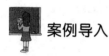
农家乐实行"小餐饮五常法"频频招来回头客

"总有客人觉得农家乐的菜味道是不错,卫生就不敢打保票了,但自从他们参观了我们厨房后,都感叹:'农家乐里有这么专业的餐具设备,管理也很规范,现在吃得放心了。'"镇海区九龙湖镇横溪村龙居饭庄老板钱惠妃,这样介绍饭店实行"五常法"管理后的效果。

区卫生监督部门在农家乐中试点推行相对简单易行、具有鲜明的针对性和适应性的小型化"五常法"管理,力求使农家乐小餐饮做到卫生整洁、规范,保障广大消费者的身体健康。

目前,导入"五常法"管理的已有横溪村竹林、雅明、惠英农家菜馆及龙居农家乐饭店等 4 家农家乐餐饮单位。记者在龙居饭庄看到,原来的老厨房旁边盖了一间约 40 平方米的新厨房,里面添置了消毒柜和餐、用具保洁柜,油烟排放装置和冰柜等厨房设备。不仅如此,所有的生菜和熟菜无论在清洗、放置和加工时全部分开,连清洗菜肴的水槽也是荤素各自专用。在餐具保洁柜里,摆放着一排排整洁的餐具,这些餐具是由专门消毒公司配送的消毒餐具。

钱惠妃介绍,进行"五常法"试点,她们家一共投入了 5 万元。"这 5 万元投下去,值得。"她告诉记者,自打新厨房修整完后,看着全新的环境,经营起来也感到适意,一些前来用餐的游客看到以后更放心了,频频来做"回头客"。

(资料来源:镇海新闻网)

 案例启示

餐饮店推行"五常法"不仅能提供安全卫生的餐饮环境,还能提升农家乐形象,吸引更多的顾客。

✿ 58. 卫生管理组织机构与人员有哪些要求?

农家乐的法定代表人或负责人是食品安全卫生的第一责任人,对本单位的食品安全卫生负有全面的领导责任。为落实食品安全卫生管理制度,应设立专门的食品安全卫生管理组织,由单位负责人领衔并任组长,专(兼)职卫生管理人员任副组长,各部门负责人(如厨师长、餐厅经理等)为组成成员,并明确各成员的管理职责。对大中型餐饮单位,应层层建立管理组织,对各餐饮环节、场所、设施设备等除明确岗位责任人、岗位职责外,还应明确各岗位的食品安全管理监督人。

对加工经营场所面积 1500 平方米以上的餐馆及连锁经营的农家乐应设专职食品卫生管理员,其他农家乐经营者的食品卫生管理员可为兼职。食品卫生管理员应具备高中以上学历,有从事食品卫生管理工作的经验,参加过食品卫生管理员培训并经考核合格,身体健康并具有从业人员健康合格证明。

✿ 59. 食品卫生管理员的工作职能有哪些?

(1)组织从业人员进行食品安全法律和卫生

知识培训。制订从业人员食品卫生教育和培训计划,组织各部门负责人和从业人员参加各种上岗前及在职培训。食品卫生教育和培训应针对每个食品加工操作岗位分别进行,内容应包括法律、法规、规范、标准和食品卫生知识、各岗位加工操作规程等。

(2)食品卫生管理员应与食品安全卫生管理小组的其他成员共同协商制定内部卫生管理制度,制订卫生检查计划并组织对各项制度的执行情况进行督促检查,对检查中发现的不符合卫生要求的行为应及时制止并提出处理意见,每次检查应有记录并存档。

(3)组织从业人员进行健康检查,督促患有有碍食品卫生疾病和病症的人员调离相关岗位。

(4)建立食品安全卫生管理档案。

(5)接受和配合食品安全卫生监督机构对本单位的食品安全卫生进行监督检查,并如实提供有关情况。

◈ 60. 农家乐应建立哪些食品安全卫生管理制度?

(1)食品安全卫生管理制度:原料采购索证制度、食品贮存管理制度、粗加工管理制度、凉菜间管理制度等,具体内容可参照《农家乐食品安全卫生管理制度(推荐)》(见附录二)制定。

(2)岗位作业指导书及岗位职责:制作岗位作业指导书(图11-1),使员工可在各自的岗位上能按标准化的操作程序履行职责,减少差错。制订岗位职责,职责中必须要有结合岗位特点的食品安全卫生的要求,如厨师长岗位职责、采购员岗位职责、仓储保管员岗位职责等。

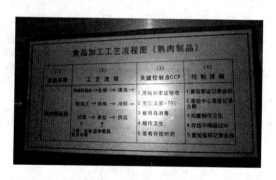

图 11-1　岗位作业指导书

(3)卫生管理责任包干制:建立食品安全卫生责任区,使每个功能间、每个场所、每件设施设备均有责任人及监督人,每个员工均有责任区。为更有效落实责任包干制,宜制作并张贴责任卡,责任卡的制作方式可参照图 11-2、11-3、11-4。

仓库管理责任人

姓　名：＿＿＿＿＿＿

部　门：＿＿＿＿＿＿

职责：1.负责仓库的进货索证

2.定期检查仓库内物品的有效期

3.负责仓库内整体定位摆放

4.每周对仓库彻底清扫一次，保持清洁

责任人照片

注:此类卡片适用于每一功能间总的责任卡。

图 11 - 2　仓库责任卡

厨房间砧板区

责任人:姓名　　　　　职责:

1.砧板必须按照要求分类使用，不得交叉使用

2.砧板按规范摆放于砧板架

3.砧板表面平整、无凹陷及破损

4.保持干净、整洁

责任人照片

注:此类卡片贴于区域或某物品旁,适用于某区域或者固定类相关物品的责任管理。

图 11 - 3　砧板责任卡

＃＃货架

A层	椒盐、淀粉、老抽王、美味鲜
B层	丁红枣、丁香、咖喱粉

责任人:姓名	职责:
责任人照片	1.所有物品必须按照规定位置摆放 2.物品存量必须在要求的最高与最低存量之间 3.无变质、过期食品 4.每周彻底清理一次,保持干净、整洁

注:此类卡片贴于货架旁,适用于货架类标签。

图11-4　货架责任卡

(4)食品安全卫生检查制度及奖惩制度:检查制度包括检查标准、检查人员、检查时间、检查方式等。

◇ 61. 如何落实食品安全卫生检查制度?

(1)制订定期或不定期的食品安全卫生检查计划,全面检查与抽查、问查相结合,主要检查各项制度落实情况。

(2)各餐饮部位的食品安全卫生管理监督人员负责本部位的各项管理制度的落实,每天在操作加工时段至少进行一次食品安全卫生检查,检查各岗位是否履行岗位职责,有没有违反制度的情况,发现问题及时告知改进,并做好检查记录备案。

(3)厨师长及各岗位负责人要跟进检查、指导,严格执行从业人员卫生操作程序,逐步养成良好的个人卫生习惯和卫生操作习惯。

(4)卫生管理员组织食品安全卫生管理小组成员,每周1—2次对各餐饮部位进行全面检查,同时检查各部位的自查记录,对发现的问题及时反馈,并提出改进意见,做好检查记录。

(5)对检查结果按照奖惩制度,实施奖惩措施,对表现优良给予奖励,对制度执行不力的予以处罚,以奖励为主,惩罚为辅。

◈ 62. 什么是"五常法"?

"五常法"是用来创造和维护良好工作环境的一种有效技术,包括常组织、常整顿、常清洁、常规范、常自律。它源自五个以"S"为首的字,故又称为"5S"。

(1)"常组织"是指判断必需与非必需的物品,并将必需物品的数量降低到最低程度,将非必需的物品清理掉。"常组织"的目的是把空间腾出来活用并防止误用,减少消耗,降低成本。

（2）"常整顿"是指将要用的物品依规定定位、定量、标示明确地摆放整齐,使每一件物品有"名"有"家"。"名"即物品有名称,"家"即物品有固定位置。常整顿的目的是减少寻找物品时间,提高工作效率;防止误拿误用。

（3）"常清洁"是指清除工作场所各区域的脏乱,保持环境、物品、仪器、设备处于清洁状态。"常清洁"的核心是使环境整洁、明亮,保证取出的物品能正常使用,防止污染的发生,保障食品卫生质量(图 11 - 5)。

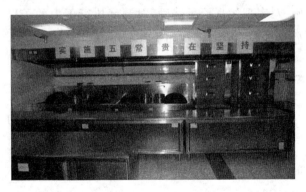

图 11 - 5　环境整洁

（4）"常规范"是指连续地、反复不断地坚持前面"3S"活动,养成坚持的习惯,并辅以一定的监督措施。即将"3S"的工作内容通过制度化、规范化具体地落实到每一个人,即定岗、定职、定责,并定期、不定期地对执行情况进行检查,达到巩固和维持已取得成果的目的。

(5)"常自律"是指要求人人依规定行事,养成好习惯。"常自律"的目的是将自律变成主动性行为而不是被动性的纪律约束,创造一个人人具有良好操作习惯的工作环境。

◈ 63. 怎样实施"常组织"?

(1)对所在的工作场所进行全面检查,制定需要和不需要的判别基准,通过对工作现场的全面检查,确定哪些需要、哪些不需要(或不常用、破损过期等)。需要和不需要的判别基准可参照表 11－1。

表 11－1　需要和不需要的判别基准

需　　要	不　需　要
要用的设施、设备、电气装置	杂物、灰尘、纸屑、油污、蜘蛛网
工作台、物品架	破损的垃圾筒、箩篮筐、纸箱、呆料、滞料
使用的工具、容器	损坏的容器、工具、设施、设备、样品
原材料、半成品、成品	除统一放置的私人茶杯以外的私人物品

续　表

需　　要	不　需　要
使用中的看板、海报	不再使用的吊扇、各种挂具、旧海报
各种清洁工具、洁具、用品	无用的各种管线、容器、工具、设施、设备
加工现场使用的记录单、文具用品	无效的标牌、指示牌等
其他需要的物品	其他不需要的物品

(2)清除不需要的物品。

①清除物品的准则是：物品用途不明确的，物品已经变质或过期的，物品已经不需要使用的。对属于清除准则内列出的物品，做好标记，由专人负责集中收集及处理。

②及时报修或清理破损容器、用具、设施、设备。已经破损的容器、用具、设施、设备，应及时修理；不能修理的或者已经破损淘汰的，应及时清理出场所。

③集中存放私人物品。私人物品不应带入工作场所，个人衣服、挎包等随身必带的物品，应集中存放于更衣室的衣柜内，在工作时间需要使用的个人物品如茶具、毛巾等，应统一存放于工作场所内指定的位置。

（3）调查需要物品的使用频率、决定日常用量。根据本单位每个岗位的意见,研究确定留下来的各物品的使用频率,日常用量。

（4）根据物品的使用频率进行分层管理。根据本单位各物品的使用频率及日常用量,参考物品分层管理判定基准表（表 11 - 2）,针对具体的整理、整顿内容,制定出符合本企业特点的所有物品分层管理的基准目录,此基准目录包含整理和整顿时需要判别的所有物品。

表 11 - 2 物品分层管理判定基准表

使 用 次 数	分 层 管 理
一个月都不使用一次的物品	作废弃处理或放入专门仓库
偶尔使用或也许需要使用的物品	放在作业区附近或暂存仓库
每星期需要使用一次的物品	放在作业区附近
每天都需要使用的物品	放在使用地
每天都使用三次及以上的物品	放在身上或不用移动身体就可以取到的地方

❖ 64. 怎样实施"常整顿"?

实施"常整顿"的主要工作内容:一是应对本单位可供放物品的场所和物架进行统筹（画线定

位),二是将物品在规划好的地方摆放整齐(规定放置方法),三是标示所有的物品(目视管理重点)。实施步骤:首先,分析本单位所有物品及存放场所的现状,同时将所有物品根据使用目的、使用频率、使用数量等进行分类;其次,根据不同物品确定储存方法;最后,贯彻落实物品贮存方法及原则。具体实施整顿的方法及原则如下。

(1)所有物品的存放均能做到有"名"有"家"。标示所有物品是实施目视管理的重点,具体可参照的原则是:物品放置场所的标志与物品实物相一致原则;标志包括大标志与小标志,大标志设在醒目处,小标志设在物品放置区域,醒目处标志与物品放置区域(场所)标志相一致原则;标志表示的方法可以是标签、显示板、看板、现场划画或在画线上加注文字等目视容易识别的原则。

(2)所有的设施、设备均应有标签。标签的主要内容可根据具体设施的不同而有所变化,如设施的操作方法、设施的性能(消毒柜应当达到的消毒温度、冰箱应当满足的冷藏或冷冻温度)等,但管理责任人及其管理职责的内容必须明示。

(3)画线定位方式。彩色胶带、彩色瓷砖、不同材质的栅栏、不锈钢上雕刻花纹等其他方法。

画线定位线条的颜色可采用黄色、蓝色、绿色、红色等不同的颜色。定位线条宽度的参考标准是主通道标线约10厘米左右,次通道或区域定位标线约3—7厘米。

(4)物品的放置方法。按产品类别和按原料类别放置;立体放置,提高利用率;按先进先出的原则,推荐左进右出;危险场所采用栅栏等措施予以隔离;平行、直角放置;放置区域不得超过划定的范围;工用具以悬挂式方法放置;物品离地放置。

(5)目视管理的载体。

管理标签:计量、仪表、设备、设施、工具、容器等使用周期、精度、校正周期是否完好等,标签要一目了然。

管理界限标志:应用明显的线条或颜色,标出一般使用范围和危险范围,原材料、半成品、配料、备用等物品,亦可借助画线,标示最低的库存量,通过颜色提示使用者和管理者。或采用定点相片展示,如果难以用标签或文字达到目视管理目的,可以在同一地点、同一角度对现场或操作进行照相,用相片作为限定的标准或规范管理的依据。

着色:依照不同的重要性、危险性、紧急性程度,以不同的颜色提醒有关操作人员和管理人员,从而达到目视管理的效率与安全。

✪ 65. 怎样实施"常清洁"?

(1)建立清洁责任区,使每个场所、每件设施设备均有责任人,每个员工均有清洁责任区。

(2)制订对各种不同场所、设施和设备的清洁程序,包括地面、墙壁、天花板、台面、物架等地方。确定进行清洁时的用具及具体方法;规定设施和设备应当被清洁的时间及频率,要细化到每日清洁、每周清洁的时间、范围和内容。

(3)制定具体清洁标准。对墙面、地面、屋顶、门窗、工作台面、物品架(柜)、油烟罩等各种设施设备制定具体清洁要求。

(4)掌握清洁要领。注意清洁隐蔽的地方,清洁工作要重点注意的场所设施有:配线、配管上部,设施、设备周围,转角处、操作台底下、桌子或柜子底下、冷库内、冰箱内等容易被忽略的地方,日光灯、紫外线灯及其他照明灯内壁和灯罩,洗手间,橱、柜等顶面、背面。同时也要注意清洁用品本身的清洁,并做到及时归位放置。

(5)认真履行个人的清洁责任。员工应树立在我的责任范围内不允许存在任何不清洁或有污秽的观念。在责任区内,严格按规定的清洁程序操作,并达到清洁标准的要求。

◈ 66. 怎样实施"常规范"?

(1)制定制度与规范。结合本单位餐饮加工供应的实际情况编写岗位作业指导书,确定岗位食品安全卫生职责,并分区落实责任人,使每个岗位、场所、设施、设备均有责任人,每个员工均有责任区,使员工可在各自的岗位上能按标准化的操作程序履行职责。

(2)制定检查标准、检查方法、奖惩制度并组织检查评比。

制定"五常法"管理检查标准及检查方法,相关操作人员或责任人可以对照该标准进行自查与自纠,管理人员应定期或不定期地按标准对"五常法"实施情况进行检查。

制定奖惩制度,加强执行力度。制定"五常法"管理实施奖惩办法,组织对"五常法"实施情况的检查评比,对实施过程中表现优良和执行不力的应及时予以奖惩。实施奖惩宜以奖励为主,惩罚为辅,重点应注重营造团队氛围,倡导团队精神,强调团体荣誉,发挥团队作用,最终以实现"五常"管理为目的。

(3)强化"5S"意识。农家乐业主应与全体员工抱着坚定执行"五常法"的信心和决心,运用海报、标语让"5S"工作在员工心目中做到运用自如。农家乐业主应经常带头检查"5S",带头重视"5S",带头实践"5S",发现有缺失或差距,应当场给予指正。做到逢会必讲"5S",布置工作必讲"5S",检查工作必讲"5S"。只有业主重视员工才会努力。

(4)维持"5S"意识。推行员工上下班履行"五常"职责的制度。

①上班前履行的"五常"。

常组织:对自己的工作场所进行全面检查,盘点需要物品的存量及预见需要量。

常整顿:目视责任区域内各类物品是否落实定置定位,有"名"有"家"。

常清洁:目测责任区域的环境是否整洁、明亮,随手清除掉不需要物品。

常规范:检查所在工作场所地面、台面、墙面、物品的定位、画线、标示是否正确、清楚、符合。

常自律:自查个人卫生,自省"五常"守则。

②上班时履行的"五常"。

常组织：用完物品的包装物及时处理掉。

常整顿：用过的物品、用具及时放回原处。

常清洁：保持所在工作场所卫生整洁，地面干燥，发现脏乱现象及时清洁。

常规范：经常性查看并剔除工作现场定位、画线、标示中的"异类"物品，使之及时归位。

常自律：严格遵守工作岗位卫生管理制度。

③下班前履行的"五常"。

常组织：抛掉不需要的物品或回仓。

常整顿：所有用过的物品、用具都放到各自应放位置。

常清洁：抹净自己用过的工具、物品、仪器和工作台面并清洁地面。

常规范：固定可能脱落的标签，检查整体是否保持规范，不符合的及时纠正。

常自律：今天的事情今天完成，检查责任区清洁整理工作是否完成，工作服是否需要更换，并为明天工作做好准备。

✧ 67. 怎样实施"常自律"？

（1）持续推动前"4S"至习惯化。前"4S"是基本动作，也是手段和过程，通过这些基本动作和手段，使员工久而久之无形中养成一种保持整洁的操作习惯。作为农家乐业主，应不断教育员工，加强前“4S”的执行和改善，以改变日常工作行为与操作习惯。

(2)制定共同遵守的“五常”规则、制度或规定。除非是企业有关一些政策性的规定，一般性规定尤其是有关“五常法”的规定，应尽可能让员工参与制定并知情。内容包括作业要点、安全卫生守则、服装仪容仪表、礼貌待客须知等。

(3)持之以恒：坚持每天应用“五常法”，使“五常法”成为日常工作的一部分。

(4)加强“五常法”管理：“5S”运行正常后，每月可选择某一周为“五常加强周”，每年可选择某一个月为“五常加强月”，强化检查评比。

(5)将各种“五常”规定目视化，让一些规定用眼睛一看就能够知道是否落实和执行，目视化管理现场选择在明显且容易看到的地方。目视方法可利用各类宣传的方式：如应用漫画形式、应用图表形式，装订或制成管理手册以及在员工操作现场，制作标语、看板、卡片等。

项目十二
食源性疾病的预防

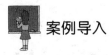 案例导入

积极采取措施，有效控制食物中毒

农村家庭聚餐曾经是造成浙江省群体性食物中毒的主要源头。为有效遏制农村食物中毒事件的发生，确保广大农民的身体健康，浙江省各级卫生监督机构在加强农村聚餐安全管理方面作了积极有效的探索。自 2007 年始，各地面向农村，一是大力宣传普及餐饮食品安全知识，二是全面推行乡村厨师食品卫生知识的培训、体检工作，三是探索实行农村家庭聚餐食品卫生申报制度，城乡社区责任医师、卫生监督分所监督员根据农村聚

餐的不同规模,采取上门卫生指导或书面指导等形式为农村聚餐提供卫生指导服务。2007 年全省共培训体检乡村厨师 11987 人,为农村聚餐提供卫生指导 24618 家次。通过积极的引导,2007 年全省群体性农村家庭聚餐食物中毒事件得到了有效遏止,未发生 30 人以上的群体性农村聚餐食物中毒;与 2006 年相比,8 人以上农村家庭食物中毒起数下降了 44%,中毒人数下降了 55%。

 案例启示

加强食品卫生管理,控制食品污染,提高食品卫生质量,可有效地预防食源性疾患的发生。请记住从来没有不能预防的食源性疾病。

✿ 68. 什么是食源性疾病及食源性疾病的危害?

(1)食源性疾病定义。食源性疾病是指通过摄食而进入人体的致病因子所造成感染性和中毒性疾病。若有两个或两个以上的人在食用同一种食物后患上类似的疾病,则称食源性疾病暴发。常见的有食物中毒、肠道传染病、人畜共患传染病、寄生虫病以及化学性有毒有害物质所引起的疾病。

食物中毒是指人摄入了含有生物性、化学性有毒有害物质后或把有毒有害物质当做食物摄入后所出现的而非传染性的急性或亚急性疾病。食物中毒既不包括因暴饮暴食而引起的急性胃肠炎、食源性肠道传染病(如伤寒)和寄生虫病(如囊虫病),也不包括因一次大量或者长期少量摄入某些有毒有害物质而引起的以慢性毒性为主要特征(如致畸、致癌、致突变)的疾病。因此,我们在生活中经常提到的食物中毒只是食源性疾病的一部分,主要是指食源性疾病中的急性中毒性疾病。

食源性疾病症状或许很轻微,仅仅几个小时后就恢复,有时则很严重,病程可延续几天、几周或几个月,并需要治疗才能恢复,尤其对婴幼儿、老年人、孕妇或哺乳期妇女等体质较差者,食源性疾病可造成严重危害,甚至造成死亡。一般食源性疾病都会引起胃肠道障碍,伴有腹痛、腹泻和有时呕吐,严重者可引起脱水、全身衰竭甚至死亡。疾病是由所吃食物中含有大量有害的(病原性)细菌、由细菌或霉菌产生的毒素、有毒化学物以及本身含有自然毒性成分所引起。引起最多的是致病性细菌。

(2)食源性疾病按致病因子分类。

①细菌性食源性疾病,如副溶血性弧菌食物中毒。

②食源性病毒感染,如甲型病毒性肝炎。

③食源性寄生虫感染,如广州管圆线虫病。

④食源性化学性中毒,如瘦肉精食物中毒。

⑤食源性真菌毒素中毒,如霉变甘蔗引起的3-硝基丙酸食物中毒。

⑥动物性毒素中毒,河豚鱼引起的河豚毒素食物中毒。

⑦植物性毒素中毒,未烧熟的四季豆引起的食物中毒。

(3)食源性危害。

食源性危害指的是某些与食物一起食用后会导致疾病或伤害的生物性、化学性或物理性的危险因素。

①生物性危害:包括细菌、病毒、寄生虫和真菌,这些生物体的大多数可天然存在于食物的生长环境中。细菌是单细胞微生物,它的增殖需要食物、水分和温度。正确的烹饪可杀灭这些微生物,在冷冻环境中运输和储存可抑制其生长。到目前为止,生物性危害是整个餐饮业中最重要的

食源性危害。其中,又以细菌性危害为主。它们引起大多数食源性疾病,是食品安全计划的主要控制目标。

②化学性危害:是指天然存在或在食品加工过程中人为添加的毒性物质。化学污染物的例子包括农用化学品(即杀虫剂、肥料、抗生素)、清洁用化学物、食品添加物。高浓度的有毒化合物可引起严重中毒,千万不要将这些物质与食品放在一起。

③物理性危害:是食物中可导致疾病和伤害的硬质或软质外来物质,包括碎玻璃、金属、牙签、胶布绷带和头发等。在餐饮加工供应的全过程中,许多环节都可因偶然因素或不良操作产生物理性危害。

◈ 69. 细菌性食源性疾病的发生原因是什么?

(1)生熟交叉污染。如熟食品被生的食品原料污染,或接触熟食品的容器、手、操作台等被生的食品原料污染,再由这些被污染的容器、手、操作台污染熟食品。

(2)食品贮存不当。如熟食品被长时间存放在 10～60℃之间的温度条件下(在此温度下的存放时间应小于 2 小时),或易腐原料、半成品食品在不适合温度下长时间贮存。

(3)食品未烧熟煮透。如食品烧制时间不足、烹调前未彻底解冻等原因使食品加工时中心温度未达到 70℃。

(4)从业人员带菌污染食品。从业人员患有传染病或是带菌者,操作时通过手部接触等方式污染食品。

(5)经长时间贮存的食品食用前未彻底再加热至中心温度 70℃以上。

(6)进食未经加热处理的生食品。

✥ 70. 预防细菌性食物中毒的关键点是什么?

预防细菌性食物中毒,应根据防止食品受到细菌污染、控制细菌的繁殖和杀灭病原菌三项基本原则采取措施,其关键点主要有以下几个方面。

(1)避免污染。应避免熟食品受到各种致病菌的污染。如避免生食品与熟食品接触、经常性洗手,接触直接入口食品的还应消毒手部,保持食品加工操作场所清洁,避免昆虫、鼠类等动物接触食品。

(2)控制温度。控制适当的温度以保证杀灭食品中的微生物或防止微生物的生长繁殖。如加热食品应使中心温度达到 70℃ 以上;贮存熟食品,要及时热藏,使食品温度保持在 57℃ 以上,或者及时冷藏,把温度控制在 5℃ 以下。

(3)控制时间。尽量缩短食品存放时间,不给微生物生长繁殖的机会。熟食品应尽快吃掉,食品原料应尽快使用完。

(4)清洗和消毒,这是防止食品污染的主要措施。对接触食品的所有物品应清洗干净,凡是接触直接入口食品的物品,还应在清洗的基础上进行消毒。一些生吃的蔬菜水果也应进行清洗消毒。

(5)控制加工量。食品的加工量应与加工条件相吻合。食品加工量超过加工场所和设备的承受能力时,难以做到按卫生要求加工,极易造成食品污染,引起食物中毒。

✧ 71. 为什么控制温度和时间是食品安全最主要的方法?

细菌摄取食物作为其能量的来源,并供其生长繁殖所需。一个繁殖型细菌必须通过菌体细胞壁吸收食物,并且需要下列适宜条件才能生长繁殖,时间和温度是影响食物中细菌生长的最关键因素。

(1)温度。不同细菌的生长温度不相同,根据细菌对生长温度的不同要求,可将细菌分为三大类。

嗜冷菌:生长的温度在 0~21℃,大多数嗜冷菌是腐败菌。这就是我们通常所说的"冰箱不是保险箱",食品长期储存在冰箱内冷藏(0~10℃)也会发生变质的原因。

嗜温菌:适宜的生长温度是 21~43℃,在人体温(37℃)的环境下生长迅速。

嗜热菌:能在 43℃ 以上良好生长,所有嗜热菌均为腐败菌。

大多数致病菌能在 5~57℃ 的范围内生长,这就是通常所指的食物"危险温度带"。对餐饮单位而言,高度关注细菌生长所需的温度和时间是控制致病菌和腐败菌生长最有效的途径。因此,要记住餐饮业中的一句名言:"保持高温或保持低温,否则就不要保存。"其含义是指所有冷藏食品必须储存在 5℃ 或 5℃ 以下,所有需要热持(保温)的食品都要保存在 57℃ 或以上。

正确的烹饪能杀死可能出现在食品中的有害

微生物,一般将餐饮食品加热至中心温度70℃,并维持数秒钟,即可达到食品安全要求。因此,我国《餐饮业和集体用餐配送单位卫生规范》规定:"需要熟制加工的食品应当烧熟煮透,其加工时食品中心温度应不低于70℃。"

"不当温度"一词是指食物没有被加热到安全温度或没有保存在适宜温度。不当温度常常导致食源性疾病。

(2)时间。对大多数细菌来说,在适宜的温度下,一个细菌在仅仅5小时内就可以繁殖出100万个细菌(表12-1),不给细菌这样的繁殖时间是很重要的。正确的储存和加工食品可阻止细菌的繁殖。

表 12-1　细菌繁殖速度表

时间	0	15 分钟	30 分钟	60 分钟	3 小时	5 小时
细菌数量(个)	1	2	4	16	>1000	>100 万

细菌有迅速的繁殖能力,产生大量细菌不需要很长时间。在5~57℃的条件下,细菌大约经过4小时的增长就可达到足以致病的数量,这个时间是食物处于细菌生长适宜温度下的时间总和。因此,美国FDA《食品法典》建议,加热食品,如果

不是立即食用或者用来陈列,应在 2 小时内把温度从 57℃降到 21℃,并且在 6 小时内从 57℃降到 5℃以下。为确保餐饮食品安全,我国《餐饮业和集体用餐配送单位卫生规范》规定:"在烹饪后至食用前需要较长时间(超过 2 小时)存放的食品,应当在高于 60℃或低于 10℃的条件下存放。"

✧ 72. 怎样预防副溶血性弧菌食物中毒?

(1)危害:近年来,我国副溶血性弧菌食物中毒的发生率占细菌性食物中毒发生率之首,发病潜伏期为 4—48 小时。主要中毒症状表现为上腹部阵发性绞痛,继而腹泻,多数患者腹泻后出现恶心、呕吐,体温一般在 39℃以下,病程一般 2—4 日,轻者数小时症状即消失,重症患者可出现脱水、休克的现象,个别病人出现血压下降、面色苍白以至意识不清,病程可延至 10 天。

(2)常见食物:副溶血性弧菌广泛生存于近岸海水和鱼贝类食物中,温热地带较多。夏秋季海产品中副溶血性弧菌污染严重,检出率较高。

(3)中毒主要发生原因:生食海产品,海产品未烧熟煮透,凉菜尤其是熟食卤味在加工储存过程中受到海水产品的交叉污染。

（4）预防：加强对餐饮从业人员食物中毒相关知识培训；防止生熟食物操作时交叉污染；食品应低温储藏；食品应煮熟煮透后再吃，隔餐的剩菜在食用前应充分加热，不吃生水产品。

★暴发实例

某村村民为儿子在本村的一家饭店举办满月酒宴，就餐者共 150 人，后确定为食物中毒病例 28 例。病人出现了腹痛、腹泻为主的症状，同时部分伴有恶心、呕吐、微热等症状，个别出现了休克、抽搐症状。发病潜伏期为 14.5 小时。经采样检测，卤牛肉及病人的排泄物中均检出副溶血性弧菌。据查，该卤牛肉于早上 7 点在常温下花时 3 小时用客车运至办酒户中，一直室温保存（当时中午温度在 30℃ 左右），直至晚餐 17 点才未经加热处理就切配后装盘供应。

暴发原因分析：

●卤味食品未及时冷藏，在常温下放置时间过久；

●卤味食品在食用前未经彻底加热回烧。

◇ 73. 怎样预防沙门氏菌食物中毒？

（1）危害：沙门氏菌是全球报道最多的、各国公认的食源性疾病首要病原菌。沙门氏菌存在于人和温血动物的肠道中,常常通过粪便污染食物。沙门氏菌食物中毒潜伏期为 6—48 小时,主要中毒症状表现为恶心、呕吐、腹痛、腹泻、发热,病程为 3—7 天。

(2)常见食物:该菌存在于许多食物中,特别是畜禽肉类、奶类、蛋类食品。

(3)中毒主要原因:由于食物加工、存放不当,使被畜、禽粪便污染的蛋、肉等生食品,直接入口食品的接触面(例如卤味熟食切菜板)或患病的从业人员通过交叉污染将沙门氏菌传播到食物中。被污染的熟食卤味、未烧熟的畜禽肉类是主要的中毒食品。

(4)预防:彻底烹调食物;卤味食品及时冷藏;生、熟食品用容器及工用具分开使用;接触熟食卤味食品的刀、板、容器要消毒;确保从业人员在作业前,尤其是如厕后彻底洗手。

★暴发实例

在某饭店用餐 16 小时后,部分食用者发生了沙门氏菌食物中毒,经实验室检验,从厨师的肛试、病人的粪便及卤味食品中分离到沙门氏菌。经调查,该厨师一般在上厕所后不洗手。

暴发原因分析：

●由于厨师是沙门氏菌的带菌者；

●厨师便后不洗手的不良卫生习惯，使卤味食品受到了沙门氏菌污染。

◈ 74. 怎样预防金黄色葡萄球菌食物中毒？

（1）危害：金黄色葡萄球菌通过在食物中生长时产生一种热稳定性毒素而导致中毒。金黄色葡萄球菌是人类化脓感染中最常见的病原菌，可引起局部化脓感染。人和动物具有较高的带菌率，健康人的咽喉、鼻腔、皮肤、头发等常带有产肠毒素的菌株，无论何时都有约 30％～50％ 的人体携带金黄色葡萄球菌，其中包括无任何症状的人。金黄色葡萄球菌食物中毒潜伏期为 1—6 小时，一般 2—4 小时，主要中毒症状表现为严重的恶心、呕吐，伴有上腹痛及腹泻等急性胃炎症状，体温一般不高。病程较短，1—2 天即可恢复，愈后良好。

（2）常见食物：多见于春夏季，中毒食品种类多，主要是即食食品，如熟食卤味等凉菜、裱花蛋糕等冷加工糕点。

（3）中毒主要发生原因：既然人类是金黄色葡

萄球菌主要的储备库,那么食品从业人员的双手,尤其是有化脓伤口的手就是将金黄色葡萄球菌引入食品的最常见途径,需要复杂加工处理的食品如熟食卤味等凉菜、裱花蛋糕等冷加工糕点是最有可能受到污染的。在食品附近谈话、咳嗽和打喷嚏产生的唾液星也会污染食品。不合理地使用品尝勺的厨师也会向食品传播病菌。

(4)预防:严禁有切口、烧伤或创口感染的人加工食品,除非这些伤口已经被正确包扎并使用塑料手套之类的覆盖物覆盖包扎;确定从业人员在作业前和双手被污染后彻底洗手;不允许重复使用品尝勺;正确加热和冷藏食物,将即食食品的温度保存在危险温度带之外。

★暴发实例

在某饭店用餐后,部分食用者陆续发生了恶心、剧烈而频繁的呕吐,被确定为葡萄球菌食物中毒。据查,发病与制作凉菜的厨师有关,该厨师的手因割破而化脓,因此用纱布包扎。该厨师将上午切片装盘的冷菜在室温下存放至晚餐供应。在厨师受伤的手上和冷菜中均检出了金黄色葡萄球菌。

暴发原因分析:

●食品受葡萄球菌污染是由于厨师的手伤口发炎,伤口上感染了大量的葡萄球菌,加工冷菜时,污染了冷菜;

●已污染了葡萄球菌的改刀装盘的冷菜在室温下存放数小时,易于病源菌繁殖并产生毒素。

◈ 75. 怎样预防蜡样芽孢杆菌食物中毒?

(1)危害:蜡样芽孢杆菌是产芽孢菌,生存在土壤中,在淀粉含量高的食物中易繁殖。加热后有些孢子仍能幸存,残存的细菌孢子在适宜的温度下能发展成芽孢杆菌并产生毒素。在潮湿的情况下,米饭等含淀粉的熟食保留过久会促进大量生物体的生长和分裂,并产生毒素,当毒素量积累到一定程度就会导致疾病的发生。蜡样芽孢杆菌能引起呕吐型和腹泻型食物中毒,我国发生的蜡样芽孢杆菌食物中毒类型主要为呕吐型,潜伏期为 0.5—6 小时不等,症状以恶心、呕吐为主,偶尔有腹痉挛或腹泻等症状,病程不超过 24 小时。这种类型的症状类似金黄色葡萄球菌引起的食物中毒。

(2)常见食物:主要是熟米饭、面制品、玉米制品、豆制品。

（3）中毒主要发生原因：米饭等淀粉含量高的食物，在危险温度带中存放，因而使芽孢能够转化为生长细胞，然后生长细胞就能在食物中大量繁殖并产生引起疾病的毒素。

（4）预防：对吃剩的米饭，快速冷却（摊平晾透）后放置冰箱储存；再食用时不可将剩的米饭放置在快烧熟的新米饭上，应再行加热，充分煮沸；不宜用剩米饭做炒饭供应；搞好环境卫生，清除环境中可能污染食品的一切因素，消灭苍蝇、蟑螂等有害昆虫。在食品制作、贮存中保持清洁卫生。

★暴发实例

有18人在某次聚餐后1—6小时内，发生了恶心、呕吐等症状，经实验室检验，油炒饭中蜡样芽孢杆菌菌数测定为 3×10^5。据查，用来制作油炒饭的米饭为隔夜剩米饭，并且在室温下着地放置，存放场所污秽不洁，地面垃圾及苍蝇多。

暴发原因分析：

●剩米饭在污秽不洁的场所存放，被蜡样芽孢杆菌污染了；

●剩米饭在室温下放置过夜，室温是蜡样芽孢杆菌理想的繁殖温度；

●油炒饭的加工温度及加工时间一般无法完全灭活蜡样芽孢杆菌及其毒素。

✧ 76. 怎样预防食源性寄生虫病?

食源性寄生虫病是指进食含有寄生虫虫卵或幼虫的食品而受感染的一类疾病的总称。常见的食源性寄生虫的危害、中毒食物及暴发原因见表12-2。

表 12 - 2 常见的食源性寄生虫病概况

病名	危　害	常见中毒食物	暴发原因
广州管圆线虫病	潜伏期:14—16 天;症状主要是:胃肠炎、头痛、颈背部强直、低热	生的或半生的蟹、螺	食用半生食物,烹饪加热不彻底
旋毛虫病	潜伏期:4—28 天,平均 9 天;症状主要是:恶心、呕吐、腹泻、腹部不适,随后发热,眼眶浮肿,肌肉酸痛,畏寒、乏力,呼吸急促	生的或半生的肉类食品,如猪肉、野猪肉、狗肉等	购买未经检验的鲜肉,烹饪不彻底
绦虫病	贫血、消瘦、腹痛、消化不良、腹泻等症状	生的或半生的肉类食品,如猪肉、野猪肉、狗肉等	购买未经检验的鲜肉,烹饪不彻底

农家乐卫生规范 88 问

续　表

病名	危　害	常见中毒食物	暴发原因
囊虫病	囊尾蚴寄生在人体肌肉，会感到肌肉酸痛、僵硬；寄生脑内则因脑组织受到压迫而出现神经症状，如抽搐、癫痫、瘫痪甚至死亡；如侵犯眼部可影响视力，甚至失明	被含有虫卵的粪便污染的食物	患绦虫病的人、猪，通过排出的粪便污染食物
异尖线虫病	上腹部疼痛、恶心、呕吐、腹痛、腹泻、发热	生的或半生的岩鱼、鲱鱼、鳕鱼、柔鱼	食用生鱼或烹饪不彻底

　　因人体被寄生虫感染多是由于食用了生的或烹煮时间不够的鱼、虾、贝壳或肉类，饮用了未经处理的生水或在食品制作中使用了不干净的水。故预防寄生虫感染的方法，一是食物的来源要可靠，必须采购定点屠宰并经肉品检验检疫合格的猪肉，尤其是用于生食的食品应经过寄生虫检验，安全可靠才能使用；二是不吃生的或未经彻底加热的鱼、虾、蟹和水生植物；三是不喝生水，制作食品的水要卫生；四是不用盛过生水产品或生肉的器皿盛熟食，不用切过生水产品或生肉的刀及砧板切熟食。

✧ 77. 怎样预防化学性食物中毒？

化学性食物中毒是指食用了污染到食品中的化学物质引起的一类中毒，中毒发生的常见原因有以下几种。一是误食，即将有毒化学物品当食品或原料使用。贮藏的化学物质，如杀虫剂、灭鼠剂、洗涤剂或消毒剂、食品添加剂等，因不小心而误用或污染食物所致。如果这些物质存放在没有标记的容器里，就很容易误将有毒化学物质作食品或调料使用。二是容器污染，使用未清洗的装过杀虫剂和洗涤剂的容器盛放食物。三是农药残留或兽药残留。如购买了禁止使用的农药的蔬菜，或采集蔬菜未在安全间隔期，加之蔬菜未清洗干净即可引发农药残留导致的食物中毒。畜、禽、水产等动物在养殖过程中使用禁止使用的兽药可引发兽药中毒，如瘦肉精中毒。四是滥用添加剂、滥用非食品用化学物质，如在肉制品中过量使用亚硝酸盐。

根据上述化学性食物中毒的发生原因，为预防误食或化学物质污染食品引起的食物中毒，农家乐餐饮单位应做到以下几点。

（1）应制定有毒有害物品的管理制度，如果买来的化学物质是大包装的,为了使用方便分装在小容器时,容器上必须清楚标明名称,并在远离食物的地方上锁保存,由专人负责保存及使用并做好记录。

(2)推行"五常法"管理,所有食物及餐饮用具均有"名"有"家"、定位存放,确保不会误拿误用。

(3)为防止瘦肉精等兽药残留引起的食物中毒,应建立食品采购索证验收制度,不购买无证摊贩销售的未经检疫的肉制品。

(4)为防止农药残留引起的食物中毒,蔬菜粗加工时以食品洗涤剂(洗洁精)溶液浸泡 30 分钟后再冲净,烹调前再经烫泡 1 分钟,可有效去除蔬菜表面的大部分农药。

★暴发实例

在某饭店就餐的 38 人中发病 30 例,病人发病急,进食半小时左右有腹胀、胃部烧灼感、口干、恶心等症状,继而出现呕吐、腹泻,部分病例伴有头晕、乏力症状,未见发热或昏迷者。发病潜伏期在进食后十几分钟至 3.5 小时。在食用的食物中,水磨黄豆最为可疑,凡食该菜者,均发病。调查人员随后调查发现,黄豆主人为防黄豆虫蛀,在储豆仓库里放了磷化铝,装磷化铝的袋子破后污

染了黄豆。因此这是一起制作水磨黄豆的原料被
杀虫剂磷化铝污染引起的化学性食物中毒。

暴发原因分析:

●有毒化学物品磷化铝,与食品原料贮存在
同一库房内,致使食品原料污染有毒物品。

✧ 78. 怎样预防亚硝酸盐食物中毒?

近年来,在化学性食物中毒中,亚硝酸盐食物
中毒发生率最高。亚硝酸盐在食品业用于肉制品
的发色剂,但在国家标准中,肉制品的亚硝酸盐的
使用量是被强制限制使用的。亚硝酸盐在日常生
活中有多种用途,如在建筑工地作为防冻剂加入
水泥。由于亚硝酸盐的外观很像食盐、碱面、白糖
和发酵粉,因此常被人误用而引起中毒。常见的
亚硝酸盐的中毒原因:一是误食,亚硝酸盐存放无
交接手续和明显标志,误将亚硝酸盐当食品原辅
料用;二是污染,如用盛放亚硝酸盐的口袋装食
品;三是熟肉加工不当,在肉制品中违规超量使用
发色剂亚硝酸盐;四是进食大量未腌透的腌菜、存
放过久的熟蔬菜或变质蔬菜;五是饮用不洁锅盛
放的隔夜水、蒸锅水或暖瓶底剩水。根据上述亚
硝酸盐急性中毒的发生原因,餐饮单位应从以下

几方面采取预防控制措施。

(1)不得在厨房和食堂库房存放亚硝酸盐。建筑工地或其他场所使用亚硝酸盐时,不得散装散放,应设明显标志,专人专库上锁保管存放,避免误用。

(2)亚硝酸盐虽是国家允许使用的食品添加剂,但同时又是剧毒物,食品企业如要使用必须要建立严格的保存和使用制度,因一般餐饮单位无相应的场所及技术条件,故餐饮单位不应使用亚硝酸盐。

(3)千万不要在路边无证摊贩处购买散装肉制品。

(4)不吃没有腌透的蔬菜,腌菜的盐应稍多,腌制时间至少在 20 天以上。

(5)尽量少吃或不吃隔夜的剩蔬菜,不吃存放过久而变质的蔬菜。

✿ 79. 常见的引起动物性毒素中毒的食物有哪些?

食用含有毒成分的动物性食物引起的一类食源性疾病称为动物性毒素中毒,也称动物性食源性疾病。引起动物性毒素中毒的食品(通常称有毒动物)主要有两种:一种是天然含有有毒成分的动物或动物的某一部分含有有毒成分,另一种是在一定条件下产生大量有毒成分的可食性动物性食品。常见的引起动物性毒素中毒的食物有:含高组胺的鱼类、河豚、织纹螺、猪甲状腺、狗肝等。

(1)鱼类引起的组胺中毒。

中毒原因:含高组胺的鱼类中毒是由于食用含有一定数量组胺的某些鱼类而引起的以过敏性症状为主的中毒性疾病。引起此种过敏性中毒的鱼类主要是海产的青皮红肉鱼,如鲐鱼、沙丁鱼、鲣鱼、黄鳍、竹夹鱼等。海产青皮红肉鱼体内含有较多的组胺酸,当鱼体不新鲜或腐败时,污染鱼体的细菌繁殖产生脱羧酶,使组氨酸脱羧生成组胺。即使鱼体感官未变质,只要鱼体不新鲜,都有可能产生大量的组胺。组胺可引起毛细血管扩张和支气管收缩,导致一系列中毒症状。因此,不新鲜或腐败的青皮红肉鱼、腌制咸鱼的原料不新鲜或腌制不透,含组胺较多,食用都可引起中毒。组胺污染食品后,任何热处理都无法降低其毒性。

中毒症状:中毒的特点是发病快、症状轻、恢复快,表现为脸红、头晕、头痛、心跳加快、脉快、胸闷和呼吸促迫、血压下降,个别患者出现哮喘。

预防和控制:主要是防止细菌繁殖,保持鱼质新鲜。海产青皮红肉鱼在储存、运输过程中要时刻保持在冰鲜状态或冷冻状态,冰箱冷藏温度应低于5℃;餐饮单位在加工时不得将该类鱼在常温下长时间放置,尤其是在气温较高的季节,将鱼类清洗后应立即烧制;对刚购进可能为含组胺较高的鱼,在加工前应认真检查并抛掉不新鲜的鱼,烹调前应去内脏、洗净,切段后用水浸泡 1 小时,然后红烧或清蒸、酥闷,不宜油煎或油炸,可适量放些雪里红,烹调时放醋,可以使组胺含量下降;盐腌鱼时应将鱼劈成两半,摘除内脏洗净,用相当于鱼体重 25% 的食盐腌制;到有信誉的供应商处买鱼。

(2)河豚鱼中毒。

中毒原因:河豚鱼又名鲀,是味道鲜美又含剧毒的鱼类。自古以来就有"拼死吃河豚"的说法,误食或食用未将毒素去除干净的河豚鱼很容易造成死亡,死亡率高达50%以上,因此河豚鱼中毒被认为是世界上最严重的动物性食物中毒。河豚鱼的肝、脾、胃、卵巢、卵子、睾丸、皮肤以及血液均含有河豚毒素,其中以卵和卵巢的毒性最大。河豚毒素是一种强烈的神经毒、剧毒,其毒性比氰化钠高 1000 倍。河豚毒素的毒性很稳定,在 100℃下处理 24 小时或于 120℃下处理 20—60 分钟方可将其完全破坏,炒、煮、盐腌、日晒等方法均不能将其破坏。

中毒症状:河豚毒素中毒后发病相当快,快者10 多分钟,最慢也不超过 3 个小时。中毒症状有口唇、舌尖、指端麻木,眼睑下垂,四肢无力,继而四肢肌肉麻痹,甚至瘫痪。此外,还会出现胃肠道症状,如恶心、呕吐、腹痛、腹泻。严重时可引起呼吸中枢麻痹或心脏房室传导阻滞,如不及时抢救即会死亡。

预防和控制:我国卫生部《水产品卫生管理办法》和《关于进一步加强河豚鱼卫生监督管理工作的通知》中明确规定河豚鱼不得流入市场,严禁餐馆将河豚鱼作为菜肴经营,并禁止供应河豚鱼及其盐腌制品;餐饮单位应加强从业人员的培训,提高识别能力。掌握河豚鱼的特征,学会识别河豚鱼的方法,不供应河豚鱼,也不随意供应认识不清或未吃过的鱼类。

(3)其他动物性食物中毒的病原物质、发病症状及暴发原因见表 12 - 3。

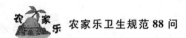

表 12 – 3　其他动物性食物中毒概况

中毒食物	病原物质	发病症状	暴发原因
织纹螺	对人类危害较大的是麻痹性贝类毒素及腹泻性贝类毒素	麻痹性贝类中毒:潜伏期数分钟至 30 分钟。主要症状:有麻刺感、烧灼感、口唇与指尖麻木、眩晕、语无伦次、站立不稳、呼吸肌麻痹 腹泻性贝类中毒:潜伏期 30 分钟至 3 小时不等,症状持续 2—3 天,以胃肠道为主,出现恶心、呕吐、腹泻、腹痛,可伴有头痛、发烧	海水中藻类大多含毒素,当藻类大量繁殖、集结时,肉眼外观略呈赤红色,故称其为赤潮。贝、螺类在赤潮期能将藻类毒素富集在体内,成为有毒贝、螺类
狗肝、鲨鱼肝	维生素 A	发病快、症状快、恢复快,潜伏期仅数分钟至数小时。主要症状:面部、胸部及全身皮肤潮红、眼结膜充血,并伴有头痛、头晕、脉快、恶心、呕吐等	狗肝、鲨鱼肝富含维生素 A,人一次性过量食用维生素 A 会引起急性中毒
猪甲状腺	甲状腺素	潜伏期 10—24 小时。主要症状:头痛、乏力、肌肉关节痛、胸闷、恶心、呕吐、抽搐、震颤、多汗、心悸等。部分患者于发病后 3—4 天出现局部或全身的出血性丘疹、脱皮,严重者脱发	动物腺体在牲畜宰时未摘除或破损外溢

❖ 80. 常见的引起植物性毒素中毒的食物有哪些?

植物性中毒食品主要有以下三类:一是天然
含有有毒成分的植物或者其加工制成的产品(如
毒蕈、桐油);二是在加工过程中未能破坏或除去
有毒成分的植物(如未烧熟的豆浆、木薯、苦杏
仁);三是在一定条件下,产生大量有毒成分的可
食性植物(发芽马铃薯)。植物性中毒食品中含有
的有毒物质是多种多样的,故毒性强弱差别很大,
中毒后的表现轻重不一,除急性胃肠炎症状外,一
些植物性食物中毒引起的神经症状较为常见,如
抢救不及时可引起死亡。植物性毒素中毒一般无
特效疗法,因此,对一些严重的中毒,尽早将毒物
排除对救治十分关键。现有资料显示,能够引起
中毒的植物至少有 60 多种,餐饮单位发生植物性
毒素中毒最常见的是豆类食物,发病起数和人数
最多。死亡率最高的是毒蕈。

(1)毒蘑菇中毒。

中毒原因:毒蘑菇又叫毒蕈,含有复杂的毒素
成分,目前已知有毒蕈碱、阿托品样毒素、溶血毒
素、肝毒素、神经毒素等约 150 余种毒性很大的毒
素。野生蘑菇是否有毒公众难以识别,常因家庭

误食而中毒,中毒多发生在野生毒蘑菇生长的阴雨季节,以散发为主。在高温多雨季节,采集野生蘑菇,易引起误食毒蘑菇中毒。

中毒症状:蘑菇毒素中毒的临床表现复杂多样,一般分为胃肠炎型、神经精神型、溶血型、脏器损害型、呼吸与循环衰竭型、日光性皮炎型等六种,其中以脏器损害型最为严重,死亡率极高。

预防和控制:不随意采集及食用野生蘑菇。

(2)豆类中毒。

中毒原因:四季豆、扁豆、芸豆、黄豆等豆类含有皂苷、皂素、凝血酶等有毒物质,如烹饪过程中加热不彻底,其中的皂素等未完全被破坏引发中毒。生黄豆做成的豆浆,如未煮透也会发生因其中的胰蛋白酶抑制物未彻底去除而中毒。

中毒症状:潜伏期数分钟至 1 小时。口腔、食管及胃有烧感,继而出现恶心、呕吐、腹痛、腹泻、头晕、头痛等,体温一般正常。症状持续时间较短,3—5 小时内逐渐恢复。但严重者可因呕吐、腹泻而发生脱水、痉挛、虚脱等。

预防和控制:为防止四季豆引起的食物中毒,烹饪前先除去菜豆两头和豆荚,在烹调时先将四季豆放入开水中烫煮 10 分钟以上再炒。判断方法是豆荚由支挺变为蔫弱,颜色由鲜绿色变为暗绿;为防止豆浆引起的食物中毒,生豆浆烧煮时将上涌泡沫除净,煮沸后再以文火维持煮沸5分钟左右,可将其中的胰蛋白酶抑制物彻底分解破坏。应注意豆浆加热至80℃时,会有许多泡沫上浮,出现"假沸"现象。

(3)发芽马铃薯中毒。

中毒原因:通常每100克马铃薯含龙葵素5—10毫克,不会引起中毒。但当马铃薯发芽或表皮变黑绿色后,每100克马铃薯所含龙葵素会高达500毫克,尤其以外皮、幼芽、芽孔及溃烂处为多,多数人食入0.2—4.0克龙葵素即可引起中毒。

中毒症状:潜伏期短者为30分钟,长者达3小时,临床表现首先出现消化道症状,咽喉部及口腔有烧灼感和痒感,上腹部有烧灼样疼痛,继而出现恶心、呕吐、腹泻,偶有血便。严重者多次吐泻后可发生脱水、酸碱失衡、血压下降和体温升高,并出现头痛、头晕、昏迷、瞳孔散大、全身痉挛、呼吸困难等症状,甚至可导致死亡。

预防和控制:马铃薯贮存在低温、无阳光直射的地方;禁止食用发芽的和有青皮或黑绿皮的马铃薯制作菜肴;用马铃薯做菜肴时,应削皮、制熟、煮透。

(4)鲜黄花菜中毒。

中毒原因:鲜黄花菜中含有一种叫秋水仙碱的化学成分,这种成分本身并无毒性,但是当它进入人体被氧化后,会迅速生成二秋水仙碱,此毒素会刺激消化道和呼吸系统,引起毒性反应。干黄花菜在加工时已将大部分秋水仙碱溶出,所以不会中毒。

中毒症状:一般在食后 4 小时内出现症状,主要表现是嗓子发干、心慌胸闷、头昏、恶心、呕吐、大量出汗及腹痛腹泻,重者还会出现血尿、血便、尿闭与昏迷等。

预防和控制:食用鲜黄花菜需注意烹调得当,其方法主要有两种:一是浸泡处理法,鲜黄花菜烹调前先用开水焯一下,然后再用清水浸泡 2—3 小时(中间需换一次水)。二是高温处理法,用鲜黄花菜做汤,水要多,汤开后还要煮沸 10—15 分钟,把菜煮熟、煮透,使其中的秋水仙碱被破坏得充分一些;食量不要过多。

(5)银杏(白果)中毒。

中毒原因:银杏(白果)含氰苷、银杏酚、银杏酸等物质,其中以绿色胚芽芯含量最高,一次大量食用尤其生吃最易中毒,毒素可作用于神经系统,致使中枢神经先兴奋后抑制,并引起末梢神经障碍,刺激胃肠黏膜,引起各种病变。

中毒症状:潜伏期 1—6 小时不等。中毒甚轻者,只表现为神情呆板、反应迟钝、食欲缺乏等,病人可很快自愈;中毒较重者,早期多恶心、呕吐、腹痛、腹泻、头晕、头痛、体温升高、烦躁不安等。病情严重者会出现惊厥、呼吸困难、口唇发紫、昏迷、瞳孔散大或缩小,严重者 1—2 日内死于呼吸或循环衰竭。少数出现末梢神经功能障碍,下肢可发生轻瘫或完全性弛缓性瘫痪。

预防和控制:不要生吃白果,即使是制作熟的白果也不能多吃。

项目十三
农家乐小旅店卫生要求

 **案例导入**

不符合卫生要求将受到行政处罚

2011 年 5 月 1 日,某县卫生局公共场所卫生监督员在履行节日期间风景旅游点旅店业卫生执法检查时,发现某个体旅店给顾客提供的床上用品未做到一客一换一消毒,床单及被套上有毛发、污迹,浴缸、便器等公共用品未消毒。上述事实违反了《公共场所卫生管理条例》第十四条(一)项及《公共场所卫生管理条例实施细则》第十四条的规定,经合议,依据《公共场所卫生管理条例实施细则》第三十六条第二项的规定,当地卫生局责令旅店立即改正,给予警告,并处 1500 元罚款。随同检查的多家新闻记者均将该旅店的违法行为予以曝光。

 案例启示

因旅店在经营过程中未按卫生要求操作,会受到行政处罚,并因新闻曝光影响旅店声誉。

◈ 81. 为什么经营旅店要按卫生规范操作?

(1)接纳和聚集的人员数量较大,人群密集,流动性大,易混杂各种污染源。

(2)人员流动性大,旅客逗留时间短,对室内卫生保洁的责任心较差,容易使环境变脏变乱。

(3)旅客个人身体健康状况不一,通过公共物品的相互接触,易相互污染,公共物品如果消毒不彻底,将会传播一些疾病,从而危害从业人员和旅客的健康。

◈ 82. 经营农家乐旅店必须获得哪些资质?

卫生许可证是卫生行政部门在对经营者进行预防性卫生监督之后和开业前,经审查认为所经营的项目符合卫生标准和要求而制发的卫生许可证明书,是国家卫生监督制度的重要内容之一。根据我国《公共场所卫生管理条例》第八条规定,公共场所经营单位应当取得卫生许可证后,方可向工商行政管理部门申请登记,办理营业执照。凡属于《公共场所卫生管理条例》第二条规定的住宿与交际场所等七大类 28 种公共场所,均是卫生许可证的发放对象。因此,农家乐旅店经营者必须取得卫生行政部门核发的公共场所卫生许可证及工商行政管理部门核发的营业执照方可经营旅店。

❖ 83. 怎样申领旅店卫生许可证?

(1)申请人到当地县(市、区)卫生局咨询、领取或从网上下载《卫生许可证申请书》和办理须知。

(2)申请人应向卫生行政部门提交以下材料。

①卫生行政许可申请书;

②场所总平面图(标注洗消间、布草间),通风及给排水图;

③建设项目设计卫生审查认可书,建设项目竣工卫生验收认可书,卫生监督意见书;

④从业人员健康证明及培训证明；

⑤国家依法认可的检验机构出具的检验报告、卫生学评价报告；

⑥旅店卫生管理机构、人员及制度。

(3)申请人根据卫生行政部门许可受理及审查人员提出的审查意见进行整改,符合许可条件后,卫生行政部门方可发放卫生许可证。

(4)卫生许可证每两年复核1次。复核时,经营单位应填写复核登记表,经卫生行政部门审查、监测合格的在复核登记表上加盖"审核章"。逾期三个月未加盖"审核章"者,原卫生许可证自行失效;遗失卫生许可证者应及时到发证机关报失补领。

❖ 84. 选址及建筑设计有哪些卫生要求?

(1)选址。

①符合乡镇、村的总体规划和功能分区的要求。

②地势平坦、干燥、地下水位低、土壤清洁、空气清新、通风日照良好、交通方便。

③附近无污染源(产生烟气、毒气、臭气、噪声源等工业企业),有污染源时地址选在上风向,并

且有足够的符合卫生要求的防护距离,与暴露垃圾堆、坑式厕所等污染源距离在 30 米以上。

④有清洁卫生的水源,水源不受污染。

(2)建筑设计。

①旅店是旅客短暂停留的场所,不存在严重的朝向问题,但如果条件允许,旅客的客房应尽可能选择正南朝向,而避开东西朝向,以利于充分利用良好的日照、采光和通风。其他的辅助用房布局要合理,对产生超声、烟尘的锅炉房、厨房与客房有一定距离,以减少烟尘、噪声对客房的影响。

②为保证环境、公共用品、用具的清洁卫生,旅店内应设立茶具、拖鞋等公共用具的专用清洗消毒间。消毒间面积不少于 6 平方米,内设有茶具、拖鞋各自专用的清洗池、消毒池,并且有明显标志。

③旅店的客房要有良好的采光和照明,使人的视觉功能和精神能处于一种舒适状态,自然采光口的面积与室内地面面积的比例一般以 1/6—1/8 为宜;为了保障旅客有足够的活动空间,每个床位的占地净面积应不少于 4 平方米;每间客房都有独立的通风换气设备,采用自然通风的需装纱窗。

❖ 85. 公共设施有哪些卫生要求

（1）床上用品。被罩、床单、枕套、枕巾等床上用品备品充足，与床位数之比不低于3：1，干净待使用的用品应存放于单独的备品库内，不得与其他污染物品混杂；有床上用品洗涤设备（如洗衣机等），提供的床上用品须经洗涤，感官性状良好，无毛发、无污迹、无异味、无潮湿感。床上用品要进行一客一换一消毒，长住旅客的床上用品更换时间不超过一周。

（2）客房内用品。所用的茶具、洗漱池、浴盆、脸盆、脚盆、拖鞋、浴巾、毛巾等公共客房用品，每个客人用后要洗净、消毒；无卫生间的客房，每个床位配备脸盆和脚盆各一个，并且有明显标志，以防混用；房内卫生间要有通风设施，浴缸、便器等应做到每日清洗消毒。

（3）公共用品储存间。储存间应保持干爽、清洁，防止物品发霉；公共物品应分类、分架、隔地、离墙储存；床上用品等应入柜贮存，防止污染；物品应按"先进先出"的原则分配使用，以保证新鲜；变质的物品应及时处理，不得使用；存放时间久的棉织品应重新清洗消毒后方可使用。

(4)卫生间。公共洗漱间盥洗室 8—15 人设一水龙头,淋浴室每 20—40 人设一水龙头。男厕所每 15—35 人设大小便器各一个,女厕所每 10—25 人设便器一个;卫生间地坪应略低于客房,并应选择耐水易洗刷材料,距地坪 1.2 米高的墙裙宜采用瓷砖或磨石子;卫生间应备有水龙头;卫生间通风换气状况良好,应有自然通风管或机械通风装置,使用直接排风的卫生间,排气设备正常运转,维持负气压,废气应通过管道或直接排到室外,不作回风;盥洗间和厕所应该每日清扫、消毒,做到并保持无积水、无积粪、无蚊蝇、无异味;坐便器、浴缸、洗脸台应定期按规程清洗消毒;坐便器与浴缸、洗脸台的清洁工具应区分使用,有区分标志。

◈ 86. 消毒间有哪些卫生要求?

(1)清洗和消毒茶具、拖鞋等公共用品用具的设备应分别专用(图 13-1、13-2)。

(2)消毒方式多样,有紫外线、红外线、臭氧、氯制剂、热力等。针对消毒的物品需正确选用消毒方法,同时保证消毒方式的简便、有效、可靠、无残留、无污染。

(3)使用合格、有效的消毒剂或合格、运转正

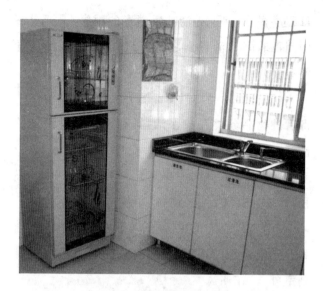

图 13-1　茶具清洗消毒场所

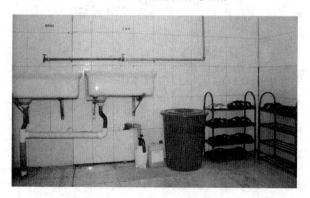

图 13-2　拖鞋清洗消毒场所

常的物理消毒设备。

(4)严格按照消毒药物的配比浓度要求和消

毒程序操作,保证先清洗后消毒的程序,保证足够的消毒时间和消毒强度(消毒剂的浓度或热消毒的温度)。

(5)公共用品用具备品数量要充足,经清洗消毒后的物品分类存放保洁,具有防止二次污染的措施,茶具、保洁柜应定期清洗消毒。

(6)清洗消毒间应保持环境整洁,不积水、不积污,防止交叉污染。

(7)通风换气良好,降低逸散在空气中水蒸气和化学消毒剂的浓度,废气应通过管道或直接排到室外,不作回风。

◈ 87. 怎样对旅店公用物品进行消毒?

(1)茶具消毒的方法有煮沸消毒、蒸汽消毒、电子消毒柜、漂粉精片溶液及其他化学药物消毒。

①煮沸消毒:先清洗茶具去除茶垢和油腻后放入锅内至水浸没,加热至水沸腾以后再煮 2 分钟即可达到消毒目的。

②漂粉精片溶液消毒:将漂粉精片压成粉末,按一片药(每片含有效氯 0.25 克)2 斤水(约 1 升)的比例配成溶液,将清洗过的茶具在消毒液中浸泡 5 分钟以上;所用漂粉精片必须瓶装密封,防止

潮解;配置消毒液的水可用自来水,但不可用温水,更不能用开水。

(2)脸盆、脚盆、拖鞋消毒方法:将公共用具清洗后使用化学药物浸泡消毒。可用以上述方法配制的漂粉精片溶液浸泡 30 分钟。

(3)浴缸、便器的消毒方法:可用洗消剂或去污粉清洗浴缸和便器后,再用漂粉精片溶液消毒,蘸取消毒液进行擦拭消毒 5 分钟以上。

◈ 88. 旅店日常卫生管理有哪些要求?

(1)卫生许可证、营业执照上墙(图 13 - 3)。

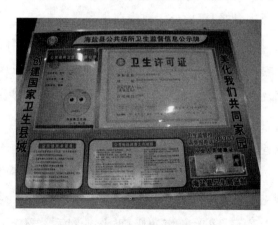

图 13 - 3　卫生许可证挂墙上

(2)店容、店貌和周围环境整洁、美观。

(3)具备健全的卫生管理组织和卫生管理制

185

度,制度上墙,并有专人负责检查卫生制度落实情况,设立卫生档案。

（4）从业人员持有健康证明及卫生知识培训合格证明方可上岗。从业人员每年均应进行健康体检,每两年进行卫生知识复训一次。

（5）床上用品要进行一客一换一消毒,长住旅客的床上用品更换时间不超过一周。客房内用品的清洁符合国家公共用品清洗消毒判定标准。

（6）客房内洗漱池、浴盆、便器应每日清洗消毒。

（7）有防蚊、蝇、蟑螂和防鼠害的设施,并经常检查设施使用情况,发现问题及时改进。定期喷洒药物,做到室内外无蚊蝇孳生场所。

（8）每间客房都有独立的排风设施,使用分体空调的,空调滤网应定期清洗,每月不少于一次,过滤网及送、回风口没有积尘;采用自然通风的需装纱窗。

（9）客用化妆品标签标示应符合要求,索证手续齐全,客用化妆品不得自行灌装。

（10）从业人员应具备良好的卫生习惯,应做到工作服不在下班后继续穿着,个人物品不与工具混放,不随地吐痰和吸烟,作业过程中不掏耳朵、抠鼻孔、擤鼻涕、搔头、抓痒,不向他人及食品打喷嚏、咳嗽,不在工作岗位吃东西。

小型农家乐食品安全管理制度
（推荐）

一、食品采购及储藏

1. 认真做好原料采购管理工作,建立详细的食品原料采购查验和索证索票管理台账。

2. 严格把好食品进货关,进货渠道正规,不采购无证照经营单位或流动摊贩供应的食品,不采购未经检疫或者检疫不合格的肉类制品、无标签的预包装食品等《食品安全法》第二十八条规定禁止生产经营的食品。

3. 所有食品及原料分类、分架（柜）存放,做到先进先出,定期检查清仓,防止食品过期、变质霉变长虫,严禁有毒有害物品及个人物品进入仓库,保持库房清洁。

二、食品加工及供应

1. 不使用腐败变质、异味异臭、受污染及其他不符合安全卫生要求的食品及原料加工食品。

2. 严格按照《食品添加剂使用标准》GB 2760中规定的食品添加剂使用品种、使用范围和使用量使用食品添加剂。

3. 食品原料加工前必须分类分池清洗干净，感官检查良好，确保食用安全卫生。

4. 食品确保烧熟煮透，防止里生外熟；菜肴应现烧现供应，在常温下储存不得超过 2 小时。

5. 食品操作间设施布局合理，用具生熟分开，标志明显，防止交叉污染。

6. 废弃物及垃圾须及时清理，存放于带盖密闭垃圾桶内。

三、加工专间要求

1. 食品加工专间有专人负责加工制作，进加工专间前需更衣、洗手消毒，穿戴清洁的工作衣帽、戴口罩。

2. 食品加工专间内设置独立空调机，工作时确保环境温度在 25℃以下。

3. 专间内设置水池及消毒设施，使用的工具、容器应做到专用，用前应消毒。

4. 改刀熟食当餐供应，隔夜熟食必须回烧，剩余尚需使用的应存放于专用冰箱内冷藏或冷冻。

四、餐用具清洗消毒

1. 配备与餐用具数量相适应的餐具清洗、消毒和保洁设施。

2. 餐用具使用前必须清洗消毒：按一刮、二洗、三冲、四消毒（热力消毒）、五保洁程序进行，并应分类存放到洁净的保洁柜内，保持餐用具清洁、干净。

五、环境卫生

1. 工作结束后工用具、台面清洗整理干净，并将各类物品按要求分类存放。

2. 每周对工作场所、环境进行全面的大清扫，包括地面、墙壁、天花板、台面、货架等，保持环境卫生、整洁。

六、自律与从业人员管理

1. 有专人负责食品安全卫生管理工作。

2. 食品从业人员经健康体检及食品卫生知识培训合格后方可上岗工作。

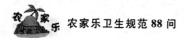

3. 食品从业人员有两套工作衣、帽,勤洗手,保持个人卫生。

4. 熟练掌握本职岗位工作要求,遵守本岗位卫生制度。

农家乐食品安全卫生管理制度
（推荐）

一、原料采购查验和索证索票制度

1. 到证照齐全的食品生产经营单位或批发市场采购食品、食品添加剂及食品相关产品。采购时，均应当索取、留存有供货方盖章（或签字）的购物凭证或每笔送货单。定点采购的，应当与供应商签订包括保证食品安全内容的采购供应合同。

2. 从生产加工单位或生产基地直接采购时，还应当索取并留存加盖有供货方公章的许可证、营业执照和产品合格证明文件复印件。

3. 从流通经营单位（商场、超市、批发零售市场等）批量或长期采购或从个体工商户采购时，还应当索取并留存加盖有公章的营业执照和食品流通许可证等复印件。

4. 从流通经营单位（商场、超市、批发零售市场等)少量或临时采购时,还应当确认其是否有营业执照和食品流通许可证。

5. 从流通经营单位(商场、超市、批发零售市场等)和农贸市场采购畜禽肉类的,应当查验动物产品检疫合格证明原件;从屠宰企业直接采购的,应当索取并留存供货方盖章(或签字)的许可证、营业执照复印件和动物产品检疫合格证明原件。

6. 检查定型包装食品的包装是否完整,标签标志是否符合食品安全标准要求。不得采购标签标志不齐或过期食品。

7. 对食品的感官质量进行检查。不采购腐败变质、油脂酸败、霉变生虫、污秽不洁、混有异物、掺假掺杂或者感官性状异常的食品。

8. 以销定购,采购食品应遵循用多少进多少的原则,以保证食品新鲜卫生,避免不必要的损失。

9. 建立规范详细的原料索证管理台账,做到记录清晰易查。食品安全管理员须每月对所采购原料的索证索票资料进行核查,核对索证索票资料是否与采购物品相符,检验报告是否与所采购批次相符。

二、食品贮存卫生制度

1. 对入库的各种食品原料和成品要进行验收登记,详细记录原料的生产日期及保质期限,检查原料入库前的感官性状,食品标签标志是否符合食品安全标准要求。严禁将不符合食品安全要求的食品入库。

2. 食品储存场所内不得放置非食品物品(不会导致食品污染的食品容器、包装材料、工具等物品除外),不得放置私人物品,严禁存放有毒、有害物品(如:杀鼠剂、杀虫剂、洗涤剂、消毒剂等)。

3. 储存食品应按类别、品种分区、分架摆放,不同区域及货架应有明显的标志,存放的物品与货架标签内容相符。食品存放距离墙壁、地面均在 10 厘米以上。散装食品及原料储存容器加盖密封,防止变质、生虫。

4. 肉类、水产、蛋品、豆制品等易腐食品分别冷藏储存。生食品、半成品与即食食品严格分柜储存,杜绝生熟混放。用于保存食品的冷藏设施应有明显的标志。冷藏设施定期化霜,保持无霜或薄霜(不超过 1 厘米)、气足。

5. 食品进出仓库做到勤进勤出,先进先出。

经常检查食品质量,防止食品过期、腐败变质等,及时将不符合食品安全要求的食品清理出库。

6. 做好防鼠、防虫、防蝇、防蟑螂工作。每周对仓库进行彻底清扫,保持仓库货架清洁卫生。经常开窗或机械通风,保持库房干燥。

三、食品粗加工卫生制度

1. 加工人员应认真检查待加工食品原料,发现有腐败变质或者其他感官性状异常等不符合食品安全卫生要求的原料不得加工。

2. 各种食品原料在使用前应清洗干净,禽蛋在使用前应对外壳进行清洗。冷冻的水产品、畜禽肉类需彻底解冻。

3. 动物性食品、植物性食品分池清洗,水产品宜在专用水池清洗,并标示清楚。

4. 易腐食品应尽量缩短在常温下的存放时间。鲜活水产品加工完毕后要立即烹调食用;解冻并清洗后的动物性食品原料应立即烹调或放冰箱冷藏,尽量缩短在常温下的存放时间。

5. 清洗后的食品原料应避免污染,与预加工原料分别按标签指定位置分开并整齐存放;已盛装清洗后的食品原料的容器不得直接着地堆放。

6. 保证水池上下水道通畅。粗加工产生的废弃物及时清理到水池旁的带盖密闭垃圾桶内,垃圾桶内废弃物要及时处理,做到废弃物不积压、不暴露,垃圾桶外观清洁。

7. 每天下班前责任人员进行卫生检查,工用具清洁并归位,设施完好,室内无虫害、卫生整洁。每周对工作场所进行全面的大清扫,包括地面、墙壁、天花板、台面、货架等每一个角落。

四、切配菜卫生制度

1. 切配人员须对预切配原料质量进行认真检查,过期、变质、腐烂或者其他感官性状异常等不符合食品安全卫生要求的原料不得加工。

2. 工用具做到刀不锈、砧板不霉;加工台面及加工所用的刀、砧板、抹布、盆等用具容器生熟分开、标志明显,按标示功能使用,用后洗净,定位存放,保持清洁。

3. 做到荤、素分开切配,海水产品的切配场所、工用具应与蔬菜原料分开。

4. 已切配的原料按水产类、肉类和蔬菜分类盛放,摆放整齐。

5. 冰箱由专人管理,定期化霜、清洗消毒和维修,保持无霜、无血水、无冰碴,以确保食品冷藏温度(0～5℃)及冷冻温度(−12℃以下),并保持卫生。

6. 及时清理切配操作产生的废弃物,存放于带盖密闭垃圾桶。

7. 每天下班前责任人员进行卫生检查,做到物品归类,卫生整洁。每周对工作场所进行全面的大清扫,包括地面、墙壁、天花板、台面、货架等每一个角落。

五、烹饪卫生制度

1. 厨师应对预加工食品原辅料进行质量检查,过期、变质、腐烂等不符合卫生要求的原料不得加工。

2. 严格按照《食品添加剂使用标准》GB 2760中规定的食品添加剂使用品种、使用范围和使用量使用食品添加剂。

3. 食品确保烧熟煮透,防止里生外熟,厨师不得用炒菜勺子直接品尝菜肴。

4. 熟制品应尽可能现烧现吃,在常温下放置时间不得超过 2 小时。需要冷藏的熟制品,应在 2 小时内尽快冷却后再冷藏。

5. 熟食品容器应与半成品、原料容器有明显区分标志;熟食品放在经过消毒的餐饮具或容器内,且熟食品应与半成品、原料分开存放。

6. 用于清除菜盆中溢出物的抹布要专用,与清洁用抹布外观上应有明显区分,并定期更换,放在常备的消毒液中,消毒液容器应放置在不会污染食品的地方。消毒液按规定浓度配置,至少4小时更换一次。

7. 不得将回收后的食品(包括辅料)经烹调加工后再次供应;用于菜肴装饰的原料使用前应洗净消毒,不得反复使用。

8. 厨房内使用的调味品应做到标示齐全;工作结束后调料加盖,调料瓶、炊具、用具、灶上灶下台面清洗整理干净,并将各类物品按标志位置存放。剩余食品及原料按照熟食、半成品、生食的卫生要求存放,不可交叉叠放。

9. 严格按卫生要求收集、处理废弃食用油脂。烹饪产生的废弃物存放于带盖密闭垃圾桶并及时清运。

10. 每天下班前责任人员应进行卫生检查,做到物品归类,卫生整洁。每周对工作场所进行全面的大清扫,包括地面、墙壁、天花板、抽油烟机、台面、货架等每一个角落,地面保持干燥、干净整洁。

六、凉菜加工卫生制度

1. 凉菜间定岗定员操作,其他人员不得随意进出;进凉菜间前先通过预进间(区域),员工通过预进间程序:更换洁净的工作衣帽→戴口罩→将手洗净→手消毒→上岗,离岗时应脱去冷菜间工作服。冷菜间工作服每日清洗更换,并按标志位置挂放,避免污染。冷菜进出,必须经冷菜传送窗口传递,不得经过预进间传送。凉菜加工过程严格按个人卫生要求操作,做到勤洗手。

2. 保持室内清洁。冷菜间内物品应严格按标签画线位置摆放,非直接入口食品、未经清洗的生食蔬菜瓜果、带外包装箱的食品及私人物品等不得带入冷菜间。供加工凉菜用的蔬菜、水果等食品原料应经过精选,蔬菜、水果类需在清洗蔬菜的专用水池中择好洗净后方可带入凉菜间。

3. 做冷荤食品供应的热菜肴,烧制后放入凉菜间,尽可能当餐加工供应。不能当餐供应的冷荤食品应在 2 小时内快速冷却,冷却后及时存放于专用冰箱内冷藏;隔餐改刀熟食不得直接做凉菜供应,必须加热杀菌;隔夜冷荤食品要回烧彻底。

4. 放于专用冰箱内冷藏或冷冻的凉菜,须在保存盒上标注具体的制作时间和保存日期;重新食用前,应按规定进行加工处理。

5. 冷菜间使用的刀具、砧板、抹布等工用具及容器应做到按功能专用,用前消毒,用后应洗净并保持清洁。抹布要放在常备的消毒液中,消毒液容器应放置在不会污染食品的地方。消毒液按规定浓度配置,至少4小时更换一次。

6. 专间每餐(或每次)使用前应进行空气和操作台的消毒。使用紫外线灯消毒的,应在无人工作时开启 30 分钟以上。室内温度控制在 25℃以下。定期对冷菜间内的净水器进行检查,按时反冲或更换过滤设施,并记录。

7. 生食海水产品专间加工,不得与熟食卤味在同一凉菜间加工。

8. 每天下班前责任人员应对冷菜间内物品归位、卫生情况进行检查。每周对工作场所进行全面的大清扫,包括地面、墙壁、天花板、台面、货架等每一个角落。

七、面食制作卫生制度

1. 面点师须对预加工原料进行质量检查,过期、变质、腐烂等不符合卫生要求的原料不得加工。

2. 严格按照《食品添加剂使用标准》GB 2760 中规定的食品添加剂使用品种、使用范围和使用量使用食品添加剂。

3. 非当餐供应的馒头、包子等面制品,冷却后应及时存放在冰箱内,做到生熟分开保存。未用完的点心馅料、半成品点心,应在冷柜内存放,并在规定存放期限内使用。

4. 各种容器、工用具、台面、设备等生熟分开使用,用后及时清洗干净,并将各类物品按标示位置存放。加工结束后及时清理面点加工场所,做到地面无污物、残渣,板面清洁。

5. 下班前责任人员应对面点间内物品归位,对卫生情况进行检查并记录。每周对工作场所进行全面的大清扫,包括地面、墙壁、天花板、台面、货架等每一个角落。

八、餐具清洗消毒保洁卫生制度

1. 餐具和盛放即食食品的容器必须洗净、消毒,消毒后应存放到洁净密闭的保洁柜内。已消毒和未消毒的餐饮具分开存放,并设标志。

2. 餐用具清洗、消毒应严格按照"除残渣→使用清洁剂洗→清水冲→热力消→保洁"的顺序操作,药物消毒增加一道清水冲的程序。餐用具消毒前必须清洗干净,消毒后的餐用具表面光洁、无油渍、无异味、无泡沫。采用热力消毒后的餐用具还应无水渍、干燥光亮。

3. 每餐收回的餐用具,应立即进行清洗消毒,不隔餐、隔夜。

4. 每天检查消毒设施是否运转正常,保持消毒设施及保洁柜整洁卫生。

5. 洗涤、消毒餐用具所使用的洗涤、消毒用品必须符合食品用洗涤、消毒用品的卫生标准和要求。

6. 工作结束后,应对工用具、台面、水池清洗整理干净,及时清理泔水桶。将各类物品按标志位置存放。每周对工作场所进行全面的大清扫,包括地面、墙壁、天花板、台面、货架等每一个角落。

九、从业人员个人卫生制度

1. 食品从业人员每年进行一次健康体检,持有效健康体检合格证明并经食品安全卫生知识培训合格上岗。

2. 执行员工健康申报制度,一旦发现员工有不适合从事直接入口食品工作的疾病应及时采取控制措施。

3. 食品从业人员熟练掌握本岗位的操作规程,遵守本岗位卫生制度,养成良好的个人卫生习惯。尤其注意严格执行洗手制度,在食品加工操作前、便后以及接触不洁物后应洗手,接触直接入口食品时,还应进行手消毒。不得用勺直接尝味。

4. 员工遵守仪表仪容制度,要大方整洁。上岗时,应穿戴清洁的工作服、工作帽(专间内操作还需戴口罩),头发不外露,无长指甲,不涂指甲油,不带手表、戒指,佩戴饰物等。不在食品加工及销售场所内吸烟、吃东西、随地吐痰。

5. 工作服定期换洗,保持清洁。一旦脏污,随时更换;冷菜间等专间操作人员的工作服应每天更换,专间操作人员进出专间时,应及时更换专间专用工作衣、帽,不得穿戴专间工作衣帽从事与专间操作无关的工作。上厕所前,均应在食品处理区内脱去工作服,需清洗的工作服应放在食品处理区之外。个人衣物及私人物品不带入食品处理区。

十、厕所、更衣室的卫生制度

1. 厕所出口附近的洗手设施有充足的清洁用水,配备肥皂、指甲刷及一次性纸巾(毛巾)或干手器。

2. 厕所内配备手纸和纸篓并保持清洁卫生。

3. 厕所通风良好,地面干燥,保持清洁卫生。

4. 个人物品必须放置于衣橱内,个人衣橱做到每日一清理,及时清除杂物,保持衣橱内物品整齐。更衣柜内不得放食物,防止蟑螂等昆虫的孳生。

5. 保持更衣室内整洁、干净。

6. 每周对场所进行全面的大清扫,包括地面、墙壁、天花板等每一个角落。

十一、除虫灭害卫生制度

1. 除虫灭害工作由专人负责。

2. 采取有效措施防止鼠类、蚊、蝇、蟑螂等聚集和孳生,定期检查防鼠、防蝇等卫生设施、设备是否正常运转,做好室内外卫生保洁工作。

3. 定期开展除虫灭害工作。对已产生有害

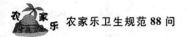

虫物及有害动物的场所,采取紧急措施控制和消灭虫害,防止蔓延和对食品的污染。对有害动物查明其来源,彻底消除隐患。

4. 食品处理区不得使用鼠药。除虫灭害工作不得在生产加工过程中进行。除虫灭害实施时对各种食品(包括原料)应有保护措施,不得污染食品、食品接触面及包装材料,使用后应将所有设备、工具及容器彻底清洗。

5. 各种有毒有害物的采购及使用应有详细记录,包括使用人、使用目的、使用区域、使用量、使用及购买时间、配制浓度等。使用后应进行复核,剩余药物按规定进行存放、保管。

6. 杀虫剂、鼠药等有毒有害化学品必须存放在食品处理区以外的单独区域带锁的橱柜内,有明显标志,并由专人上锁保存。

各类餐饮业场所布局要求

（推荐）

	加工经营场所面积（平方米）	食品处理区与就餐场所面积之比	切配烹饪场所累计面积	凉菜间累计面积	食品处理区为独立隔间的场所
餐馆	≤150	≥1：2.0	≥食品处理区面积的50%且≥8平方米	≥5平方米	加工烹饪、餐用具清洗消毒
	150—500（不含150，含500）	≥1：2.2	≥食品处理区面积的50%	≥食品处理区面积的10%	加工、烹饪、餐用具清洗消毒
	500—3000（不含500，含3000）	≥1：2.5	≥食品处理区面积的50%	≥食品处理区面积的10%	粗加工、切配、烹饪、餐用具清洗消毒、清洁工具存放
	>3000	≥1：3.0	≥食品处理区面积的50%	≥食品处理区面积的10%	粗加工、切配、烹饪、餐用具清洗消毒、餐用具保洁、清洁工具存放
快餐店、小吃店	≤50	≥1：2.5	≥8平方米	≥5平方米	加工、（快餐店）备餐（或符合本规范第七条第二项第五目规定）
	>50	≥1：3.0	≥10平方米	≥5平方米	

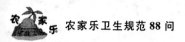

	加工经营场所面积（平方米）	食品处理区与就餐场所面积之比	切配烹饪场所累计面积	凉菜间累计面积	食品处理区为独立隔间的场所
食堂	供餐人数 100 人以下食品处理区面积不小于 30 平方米，100 人以上每增加 1 人增加 0.3 平方米，1000 人以上超过部分每增加 1 人增加 0.2 平方米。切配烹饪场所占食品处理区面积的 50％以上			≥5 平方米	备餐（或符合本规范第七条第二项第五目规定）、其他参照餐馆相应要求设置

（资料来源：卫生部《餐饮业和集体用餐配送单位卫生规范》）

餐饮业和集体用餐配送单位
卫生管理自查建议项目

	检 查 项 目	结果
环境卫生	厨房内墙壁、天花板、门窗等是否有涂层脱落或破损	
	食品生产经营场所环境是否整洁	
	防蝇、防鼠、防尘设施是否有效	
	废弃物处理是否符合要求	
食品生产经营过程	加工用设施、设备工具是否清洁	
	食物热加工中心温度是否大于 70℃	
	10~60℃存放的食物,烹调后至食用前存放时间是否未超过 2 小时;存放时间超过 2 小时的食用前是否经充分加热	
	用于原料、半成品、成品的容器和工具是否区分明显,存放场所是否分开、不混用	
	食品原料、半成品、成品存放是否存在交叉污染	
	专间操作是否符合要求	
餐饮具、直接入口食品容器	使用前是否经有效清洗消毒	
	清洗消毒水池是否与其他用途水池混用	
	消毒后餐具是否贮存在清洁专用保洁柜内	

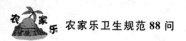

农家乐卫生规范 88 问

续　表

检 查 项 目		结果
个人卫生	从业人员操作时是否穿戴清洁工作衣帽,专间操作人员是否规范佩戴口罩	
	从业人员操作前及接触不洁物品后是否洗手,接触直接入口食品之前是否洗手、消毒	
	从业人员操作时是否有从事与食品加工无关的行为	
	从业人员是否留长指甲或涂指甲油、戴戒指	
	从业人员上厕所前是否在厨房内脱去工作服	
健康管理	从业人员是否取得有效健康培训证明而上岗操作	
	从业人员是否有有碍食品卫生的病症	
食品采购	是否索取销售发票,批量采购是否索取卫生许可证、卫生检验检疫合格证明	
	食品及原料是否符合食品卫生要求	
食品贮存	库房存放食品是否离地隔墙	
	冷冻、冷藏设施是否能正常运转,贮存温度是否符合要求	
	食品贮存是否存在生熟混放	
	食品或原料是否与有毒有害物品存放在同一场所	
违禁食品	是否生产经营超过保质期食品	
	是否生产经营腐败变质食品	
	是否生产经营其他违禁食品	

(资料来源:卫生部《餐饮业和集体用餐配送单位卫生规范》)